AQUARIUS

AQUARIUS

AQUARIUS

AQUARIUS

Catcher

一如《麥田捕手》的主角，
我們站在危險的崖邊，
抓住每一個跑向懸崖的孩子。
Catcher，是對孩子的一生守護。

當過動媽遇到亞斯兒，有時還有亞斯爸

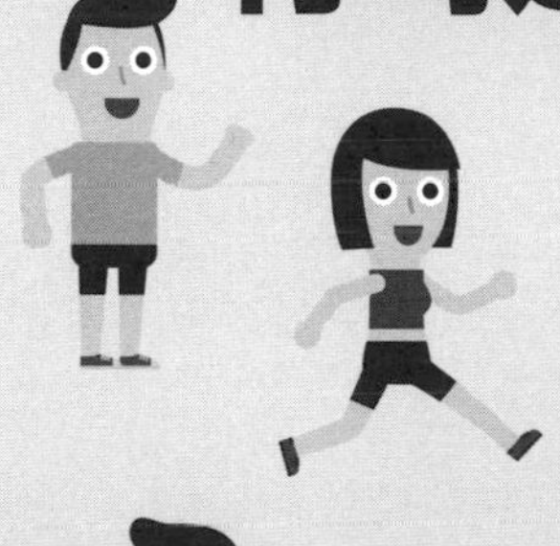

卓惠珠（花媽）著

台灣的「亞斯教母」
部落格造訪人次超過600萬

《當H花媽遇到AS孩子》全新增訂・全新編排

【推薦序】以自身故事改變台灣的亞斯家族

陳豐偉（精神科醫師、《我與世界格格不入》作者）

我在二〇一八年十月出版的《我與世界格格不入》，在低度行銷的狀況下成為書市長銷書，電子書也賣了不少。事後猜測，我搜遍網路、百科全書式地羅列了亞斯人常見的各種特質，讓這本書滿足許多人的需求；但能驅動購買力量的，還是因為我在書裡強調「卡珊德拉症候群」，觸動了嫁給大亞、照顧小亞，許多辛勞說不出口的媽媽們。

這些媽媽買了書，就可以一條一條比對，看看自己的先生是不是有強烈的亞斯特質，預測自己小孩未來在人際互動上可能會遇到的問題。看完書恍然大悟，許多難解的婚姻、家庭問題，原來根源於此。但理解了先生的亞斯特質又如何？想要改變，有時又是漫漫長路。

如果要選台灣「卡珊德拉媽媽代表」在母親節表揚，卓惠珠是當仁不讓第一名。她的「過動特質」，讓她在理解兒子跟先生的亞斯伯格症後，活力十足地投入亞斯伯格症、自閉症社群，四處演講、創辦網路社群，讓兒童精神科醫師、自閉症家長團體、亞斯特質的自我探索者，以及無處訴苦的卡珊德拉媽媽們，因為她產生交集。

普遍存在，但不被理解的「亞斯家族」

卓惠珠這次新增的內容，開始有「亞斯家族」的概念。她從兒子身上追溯到先生跟婆婆，才知道她嫁給先生，結局就是進入一個亞斯家族。她先生是典型的「上檯面的亞斯人」，個性嚴謹、不徇私，擁有強大的專業能力，在醫療、財務、科技、法律、文藝等產業，常見到這樣的「成功人士」。

我們可以想像，像是德國、日本的職人傳統，可能就是奠基於無數的亞斯家族。人類許多重要發明，例如打磨石器、篩選植物種子，或許是出自有耐心、反覆測試的亞斯家族代代傳承。有過動與反社會特質的人在第一線衝鋒作戰，但他們必須跟亞斯家族合作，才能創造人類的繁榮與文明。

許許多多研究證實，即使最簡單的動物，基因裡也會有「害羞」與否的註記。害羞、內向、亞斯，這一向度的特質，增添人類大腦的多樣性。均衡而全能的大腦恐怕只存在於人類的想像，現實是大腦相當耗用能量，各有擅長，然後學習合作，才能讓人類族群長長久久。

在現代社會，「亞斯家族」的家世與機遇，會造成人生際遇天地遠的差距。家世與教育可以培養亞斯人專才，沉浸在自己喜歡的小天地，在愉快的氣氛裡學習社會化。但在我們看不到的角落，也會有更多因為亞斯特質不得志的家庭，經濟困頓、家人充滿爭執、一代一代找不到出路。

能怎麼辦？除了書寫科普書外，我們需要卓惠珠的自我揭露，同時鼓勵成年的亞斯人與卡珊德拉媽媽寫自己的故事。我在網路書籤網站上儲存了上百則英語世界的報導，寫著許多人四、五十歲察覺自己的亞斯特質後，對人生的恍然大悟。

這些恍然大悟包括，如果年輕時能了解亞斯特質，他（她）們對人生就可以有不同的規劃，或許會走得順利些。醒悟的時機點，往往會在多年後決定一個家族的命運。

但在台灣媒體，這些書寫還很少，還是需要卓惠珠來帶頭。

被台灣主流論述忽略的亞斯特質觀點

數十年前，有著強烈內向、害羞與亞斯特質的人，可能會被某些專家認為是遭遇父母的不當教養、缺乏溫暖的互動。還好腦科學的發展教會我們，要尊重每個人不同的特質，不要強逼「少數」適應由多數人（如：外向的人）創建的主流世界觀。

我寫《我與世界格格不入》時，只有找卓惠珠推薦。我沒有找兒心醫師如吳佑佑、宋維村幫忙推薦，是想避免讀者「過度醫療化」的印象。其他社會名流，我想不出誰曾經對成人亞斯問題投入大量時間，所以就請卓惠珠以成人亞斯社群代表人物的身分寫推薦。

在二〇一八年時，台灣的成人亞斯大眾論述還是一片荒原，但卓惠珠已經打造一整片互相串連的網絡。我的書寫順著這網絡傳播，又激盪著新的社群形成。我想我們現在期待的是，更多人更多樣的書寫。

卓惠珠已經努力很久，我想她也很期待有更多亞斯社群的領頭羊出現。在科技、金融、媒體等產業裡已經有充分歷練的亞斯大人們，是不是也開始準備說說自己家族的故事呢？

【推薦序】生命總有無限的可能與美好

王意中（王意中心理治療所所長、臨床心理師）

常常在演講中問到，「農民曆的最後是講什麼？」嗯，或許是現代人已經不像以往那麼經常翻閱這本庶民百姓的生活指南，但欣慰的是，偶爾現場仍有幾位會迸出「食物相剋圖」這字眼。

沒錯，「螃蟹不能碰什麼？」「柿子。」

「那亞斯伯格症孩子不能碰到誰？」我常接著問。嗯，「過動。」

你可能會疑惑：「這話怎麼說？」

如果你對亞斯伯格症與ＡＤＨＤ孩子有些初步的概念，你會發現亞斯伯格症孩子總有自己一套看待周遭事物的模式，同時特別忌諱周遭他人未經允許就去碰觸、打亂，甚至於打破他的結構或節奏。

然而，如果偏偏遇見了隨性、熱情、不按牌理出牌的ADHD的熱情關注（謎之音：這該說是衝動吧?!），對亞斯伯格症來說，有如一種侵犯、騷擾、無法承受的刺激，這可是很容易讓他的情緒歇斯底里。

也因此，自己常常半開玩笑地說（其實內心是很慎重的）：「當同時有亞斯伯格症和ADHD在同一班，我往往會送給老師兩個字貼在教室門口，這兩個字叫『大凶』，對於老師的班級經營可是一大挑戰。」（當然，這話真正要傳達的是對於編班所需的細膩與謹慎考量。）

但如果今天這種組合變成是在家裡的母子兩人呢？我想，你可能無法想像那種令人捏一把冷汗的衝突畫面。但是，在閱讀花媽這一本《當過動媽遇到亞斯兒，有時還有亞斯爸》，卻看見了作者如何逢凶化吉，翻轉了前面所提到的刻板印象，將亞斯伯格症與ADHD的相處幻化成一場場、一幕幕動人的生命樂章。

這本書，不僅僅是一本為人母親對孩子成長的生命紀錄。書中除了處處可遇見花媽與孩子的生命智慧在流動，更令人感動的，是你會遇見一位母親如何選擇優先調整自己、改變自己，來試著了解眼前如謎樣般的孩子。如同書裡的這些話：「我才知道自己必須調整看孩子的視野。我必須蹲下來跟他等肩同高，才看得到他的困境。」、「很有趣的是，當我蹲下來時，我也看到全然不同的光景。」

這更是一本屬於關心泛自閉症孩子的家長、老師與治療師們的教戰手冊。內容中，你將透過花媽生動及詳實的分析與記錄，作為自己陪伴孩子成長及面對困境因應的參考指南，而讓彼此跳出親子之間的曼妙舞步。

書中，你將會遇見許多經生命淬鍊的醍醐灌頂的文字，例如「這十幾年間，我跟孩子間最大的磨石就是『媽媽講話盡量精準』」，「兒子盡量接受一般人說話概念會比較模糊」或「太多選擇會讓他無所適從，要幫他縮小範圍」等。

感恩《當過動媽遇到亞斯兒，有時還有亞斯爸》這本書，讓我們遇見生命總有無限的可能與美好。無論亞斯，無論過動。

【推薦序】流淚播種者，必歡笑收割

卓惠珍（花媽的姊姊）

對我這樣的普通人來說，若是不了解（甚至沒聽過）什麼是「ADHD」、「ASD」……即便寫成中文「亞斯伯格」、「泛自閉」、「注意力不集中」、「過動」……最終還是很簡單地想成「那個人很怪」、「那個人不好相處」，然後因個人對「無法理解或認同的人」的對應習慣，而選擇避開或責備。

是的，避開或責備。

這是這些年，我大妹和她家的孩子，經常會面對的處境。

即使與我大妹朝夕相處，穿同一件衣服長大，我也因無法理解她的性格，讓她在整個成長過程飽受痛苦與折磨。

很高興因她性格裡的堅韌與和善，她並沒有在我的欺壓下「長歪掉」，依然長成一朵美麗的花，而且也陪伴她家的孩子，由小草長成一棵小樹了。

或許這就是我大妹說的，那些與我輩凡人的不同命名——諸如「亞斯伯格」、「泛自閉」都只是標籤。而更大的一部分是與我們相同的，渴望被愛與理解、期待被尊重與接納。只是被貼上這類標籤的生命，必須以更多付出、流更多眼淚，換來他人對歧異的寬容。

我猜想大部分的人都有因無法被了解而痛苦受挫的經驗。

作為我們家庭的「施壓者」，在閱讀這本書時，我回顧人生，重新檢視自己替自己或他人，有意無意給出的偏見與執念，為自己和他人帶來多少悲傷與挫折。

但在我大妹的生命之書裡，我看見一個原本溫和到近似怯懦的女生，如何以愛出發，長出綿密細緻的力量，與孩子相互成就。

講實話，透過這本書，看見我大妹以條理分明、清楚易懂的文字，描述他們母子如何走過這條漫長、艱難的路來到今天，我覺得陌生。我記得的，是孩子小時候的可愛、純真，還有我大妹的純良、寬厚。而一直到現在，他們還是一樣啊……

怎麼可能在經驗那麼多的困頓、磨難與暗潮洶湧後，依然保有生命最本然的質地，對世界有信任與熱愛，對未來有期盼和願景，即便艱難？

這是我對他們，最深的敬意。

最打動我的，其實不是我大妹因為奮戰不懈，成為一位小有名氣的「泛自閉圈內人」，或是她家的孩子課業上傲人的成就。而是他們即使艱難，也要找出方法，讓自己成為更有力量、更能夠表達溝通，與人分享的人。

我認為，這是一本以特殊方法和經驗講愛與力量的書，印證老話「凡流淚播種者，必歡笑收割」。希望在困頓中找出路、思考方法的人，可以一讀。

目錄

目錄

【前言】三十年的磨合

這次將書重新出版的緣由，是因為陳豐偉精神科醫師《我與世界格格不入——成人的亞斯覺醒》與王意中臨床心理師《不讓你孤單——破解亞斯伯格症孩子的固著性與社交困難》兩本書，都提到如果一個人生了一個小亞斯，那麼可能家裡就還有一個大亞斯父親的「江湖傳說」。

我是這兩本書的推薦者，而《我與世界格格不入——成人的亞斯覺醒》一書，也提到讓我痛苦的「卡珊德拉症候群」（指亞斯伯格症患者容易造成太太、女友的「卡珊德拉症候群」，意指低自尊，感覺困惑、迷惑、憤怒、沮喪，失去自我等）如何白處的經歷。

在孩子剛確診為亞斯伯格的前幾年，我先生曾經大怒，認為「哪有什麼亞斯伯格？根本就是小孩沒教好」。但又在孩子確診十幾年後，某天突然問我一句話：「老婆，我是不是亞斯伯格？」

過去這麼多年來，我不斷地認為我先生絕對是亞斯伯格，只是沒被確診，但是當他問我這樣的問題時，我居然無言了。

我沉默許久，無法作答，卻又聽他緊接著說：「我怎麼可能是自閉症？我又不像兒子幾乎不說話。」所以我根本沒回答。而這段我先生的自問自答，也就這麼糊弄過去了。

原本我對我先生的行為非常不解，但這一切等到兒子被確診為亞斯伯格之後，問題幾乎都有解了。我從先生的一些行為，確定他亞斯伯格的氣質非常濃厚。

我先生認為我教養孩子的態度不夠嚴格，三天兩頭，突發事件一再發生，造成他們父子從此關係決裂。孩子不叫爸爸，有事必須聯絡時，只說：「你去叫『那個人』如何如何……」兒子不跟父親講話已經十幾年了。我記得那一天，讀高中的兒子拒學，先生怒罵且處罰了他，兒子非常憤怒，從這天開始，他們倆就不再講話了。

其實更正確的說法是，兒子不回應爸爸問的所有問題。事後，我先生極力想修復父子間的關係，且持續努力著，但是兒子不買單。

他們父子兩人不講話，會發生的狀態有幾種：

第一種，先生沒帶鑰匙。回家的時候，我先生按電鈴，兒子去看對講機的畫面，看到是爸爸，他立刻轉頭回房間，若無其事地回原來位子，做他本來在做的事。我先生就會再按一次電鈴，我就會去開門。

第二種，兒子沒帶鑰匙。爸爸聽到電鈴聲，去看對講機的畫面。我兒子會躲起來，不讓他爸爸看到。我先生看不到畫面，問：「是誰？」兒子一定不回答。爸爸就自言自語：「沒有人。」然後離開。

接著，我兒子再按一次電鈴，爸爸又去看，兒子又繼續躲起來，上面的步驟就會再發生一次。

我看到了，就知道一定是兒子，我就去開門，讓他進門。

我家對面就是全家便利商店，後來我去跟全家便利商店的店長，說明我家兒子的情況，讓老闆知道我兒子對於求救這件事有困難。如果看到我兒子「當機」，就請店長打我手機，我再來處理。很謝謝全家，全家果然是我家。

我腦袋裡有一個想像，如果我與女兒都不在，我先生與兒子就會僵在裡頭，兩個人的反應大概都是站在原地，等我或女兒回家，幫忙開門。

曾經有一次，我忘了帶鑰匙與手機，剛好門鈴又壞掉了，我沒辦法聯絡唯一在家的兒子幫我開門，所以就跟朋友借手機打電話，結果兒子看到陌生來電，就不接電話。後來，我只好請鎖匠來開門。

這十幾年來，我娘家兄弟姊妹都試圖當過和事佬，問兒子：「爸爸真的有那麼糟糕嗎？你難道不能原諒爸爸嗎？」兒子說：「還好。但是我不必跟那個人說話。」

前幾年，先生退休了，我們夫妻整天一起相處，困難度大增。在一群人的聚會當中，先生聽不懂大夥說的笑話是常有的事情。先生的執著，也常讓我覺得尷尬或生氣，但更讓我哭笑不得的是，有時，我發怒到極致時，還會聽到先生不解地看著我，問：「老婆，你是生病了？還是在生氣？」

夫妻本該共同分擔教養責任，但我先生非但無法成為我攜手合作的教養夥伴，甚至還在我幾乎耗盡心力，照顧孩子之後，我還要多照顧這個成人。為什麼這個成人，會是由我來照顧？為什麼該是我的責任？我至今仍沒有因為孩子確診為亞斯伯格，而把陪伴孩子的耐心也用在同樣是亞斯伯格的先生身上。

在我先生成長的世代，容許他固執（或非常堅定），也容許他社交、溝通能力不佳。但現今環境快速變遷，人際互動複雜、多樣，學校對學生的要求也多元，這讓先生難以理解，使得他們父子衝突不斷，兩人間的裂痕難以彌補。

不過，在生命的某個瞬間，我發現了一個有趣的現象。一開始，是我發現孩子怪怪的，所以帶他去看診。看診的過程中，因為孩子確診ASD（輕度自閉，或稱高功能自閉，或稱亞斯伯格症），我才恍然大悟地發現，原來孩子是遺傳到爸爸的怪。

接著，醫師、心理師也發現我怪怪的，他們發現我很衝動，竟然沒多加考慮就走入婚姻。

這一家子的亂象，看在女兒眼裡，女兒說：「我爸亞斯，我媽過動，我哥亞斯。我是我們家唯一的正常人。」我聽了大笑，卻也感知到女兒的悲傷與無奈。

比起夫妻關係，我與我先生更像「工作夥伴」關係。在生活中，他著重細節，對於處理事情的步驟鉅細靡遺。除了善於核對數字，也是自帶人體GPS，絕對不會出錯，而我左、右不分，天生路痴，三號星期二，會弄成二號禮拜三，兩萬會看成二十萬。所以這些需要謹慎、小心、注意的部分，都由我先生擔當，而溝通交際、變數大的事，就由我出面解決。

我們兩人的性格互補，彼此睜一隻眼，閉一隻眼，也還能合作共生。

這本書會出現我們家人三十年的磨合。感謝先生願意讓我書寫關於他的故事。先生始終讓我做自己，他對我的包容，我也會在書中點滴呈現。

我是ADHD

我四十幾歲才確診為ADHD（「專注力失調及過度活躍症」Attention Deficit and Hyperactivity Disorder，簡稱ADHD），當時是兒子的心理師說我有些狀況，徵求我的同意後，以我做研究，在做了一二十項檢測後，我被確診為ADHD中的「衝動型」。

從責怪自己，到對自己釋懷

我本來都會怪自己不努力、不專心，但確診後，反而因為知道原因而釋懷了。有些地方，我能改進，但有些地方，我得花上比別人多數十倍的努力，才能改一點點，所以我寧可放棄修正，請別人提醒我。因為那是障礙，我得非常努力，才能做到一點點的修正。

我確切知道自己在求學過程中，發生過幾件比較重大的事情：

1. 小四從單槓上摔下來，頭殼著地就醫。

2. 中學時，我告訴導師：「我很想死。」導師家訪，但我母親雲淡風輕，當沒發生過這件事。

3. 高中逃學、輟學、休學、復學、轉學。朋友換得很快，難得深交。

4. 先跟男友決定要結婚，才想到要問父母的意見。

5. ……

我讓父母、師長苦惱的事情，當然寫不完，但每個過程，我父母的淡定，都能讓事情一件件過去。

但當我不改變，就得接受別人批評我拿 ADHD 當藉口，這是我得承受的。別人可以不同理、不理解、不接受，因為我確實會在不知覺的情況下，干擾到別人。（我已經是個成人，沒有權利要別人同理我、容忍我，但如果他們願意接納，我真的誠心誠意謝謝他們。）

後來當我過度焦躁時，我會在醫師的指示下服藥。服藥是為了可以淡定，可以慢下來，可以用一般正常的速度，順暢地完成工作，不會過度耗費精力，也可減緩過度焦慮，不會讓我因過度工作而過勞，讓我的健康亮起紅燈。

大部分的時候，我可以不吃藥。我喜歡ＡＤＨＤ的效能、創造力、爆發力，但我知道我得維持長久，讓自己依照身體能負荷的能量，持續、安穩地過日子，所以偶爾會吃藥。

一對子女說我沒教養他們?!

很多人說我給孩子很大的自由成長空間，但我的孩子可不是這麼說的。他們說我根本沒有在教小孩，完全看自己高興，沒有準則。在我還沒被確診之前，我的確常常興之所致，說變就變，孩子被我亂七八糟、毫無章法的突發行動耍得團團轉。但也因為這樣，我的孩子從很小就學會自己生存，因為媽媽非常無能。我不但不會做家事，我若出門，他們還要擔心我會迷路不見。我的兩個孩子從國、高中開始，就知道要把我管好。

有次開刀前，我去美容院洗頭，聽到美髮師轉述我女兒的話：「我媽去開刀，一定沒有認真聽醫師說要怎麼後續處理，所以，我都先幫她查好了。」女兒查好之後，還對我家人衛教。

我聽了好開心、好開心。**愛是彼此關懷，不是管教出來的。**當時環顧我家裡四周，有女兒幫我做的吃藥時間小白板，浴室也有油性筆寫著「地板刷」的標示。我處處看到愛的召喚，我感覺很幸福。

父母給我足夠的安全感

若回溯父母對我做了什麼，我做對了什麼，才可以平安長大，我想有幾個關鍵。

1. 韌性：我父母認為學生要聽老師的，所以他們跟老師說：「不乖就打。」因為父母不支持我惡搞，所以我也不常被打，但很會恍神，明明恍神，卻又裝得很像沒恍神。自國小畢業起，只要放長假，就要去打工。

2. 負責：我的功課一定先寫完。功課可以亂寫，可以寫錯，也可以打混，但就是得寫完。等到訂正時，我就抄同學的。如果要跟同學相處得好，平常就要請他們吃東西。

3.合群：我用自己擅長寫作文的能力，跟同學交換，請他們幫我打毛線（我只會打死結）之類。如果與同學有衝突，媽媽會帶我去同學家道歉。

4.趨吉避凶：英文不好，我就避開。不會算錢，我也避開。沒方向感，我就在手心上寫右手、左手，讓我能知道左右轉。

5.安全感：不管我有多糟糕的表現，當我「回家」時，我父母絕對不打罵，他們的重點是放在讓我不貳過。我的父母給出安全感，他們很少說：「你不能怎樣……」但常常說：「我希望能讓你怎樣……」他們會盡力，但可能沒錢，會造成你學習中斷。不過，只要一遇到傷心、挫折、難過，我都會想回家，得到溫暖。

我寫這麼一大串，是想請大家回想自己的成長經驗，而我想告訴父母，你協助孩子的方式有可能是孩子的助力或絆腳石，這不一定，但**當父母看到的越多，可能的選項就越多。**

最後，我與大家分享我曾經在《小燕有約》節目中，看到張小燕訪問蔡康永，蔡康永說：「你不能像誰，你必須是誰。」以及「人要有個性，但不能不合群。」這兩點，我十分贊同。

我的先生是亞斯伯格（一）

民國九十一年，當兒子確診為高功能自閉之後，連我先生的怪異行為，都有了解釋。

先生無視我的需求

回溯當初與先生初次見面的那一天，我們約在中正紀念堂。廣場中，風很大，我的衣服穿得太單薄，所以我跟那時候還是男友的先生說：「我覺得好冷喔。」他回我：「對啊，我也覺得很冷。」然後先生拿起自己手上的西裝外套，立馬穿在自己身上。我先生，完全沒有感覺我的需求。

但那時候，我並沒有發現這男人不體貼，只覺得他是個書呆子。我跟先生談戀愛的時候，我很想去韓國念聲韻學研究所，所以當時跟他談的話題，幾乎都是聲韻學。我先生是學理工的，但居然自學後，對聲韻學有一套很清晰的邏輯，讓我讚嘆萬分。

但婚後，他還是不斷地談聲韻學。我幫孩子換尿布時，他談聲韻學；孩子生病、住院，他也談聲韻學。我先生都不知道要幫忙我處理這些繁瑣的家事，真的把我惹毛了。我開始生悶氣，不說話，沒想到，他竟然還搞不清楚我為什麼生悶氣，一頭霧水，甚至還問我：「你是生病了嗎？」見我不回話，他又說：「那你是生氣，不是生病？」先生居然還要跟我確認。

等到孩子確診後，這一切彷彿都有了答案。

原來先生真的有人際互動上的困難，即使他能使用多國語言，還當口譯，但我連跟他用國語溝通都有困難。

腦袋是天才，但卻是生活白痴

而這樣一個不知道體貼的人，我為什麼會嫁給他呢？除了他不菸不酒、不交際應酬之外，我還喜歡他的誠懇、誠實、正直。先生在同一家公司工作了二十幾年，後來當到韓國分部支社長。他在帶領支社團隊時，創造出年營業額數千萬美金的奇蹟，但先生連公司裡的一枝原子筆，也從沒貪圖過。我真的很敬重他的品德。

但老實說，要與我先生共同生活，並不是這麼容易。他的腦袋是天才，但在生活上卻是白痴。

先生認為自己很好養，但我卻覺得他很多東西都不吃，挑食無比。先生一大三餐可以吃完全一樣的東西，例如鯖魚定食，他就連著吃了三年，但韓國食堂一定放置的泡菜，他卻一口也不曾吃過。我到韓國以後，他繼續每天吃鯖魚定食，而我每天變換不同的食物。我什麼都會吃，因為我想吃看看，每一種東西的口味有什麼不同。我還把先生鯖魚定食附贈的泡菜通通吃掉。

有一次，一個十五年沒見面的同學，一見到我先生，就跟我先生借錢，沒想到，我先生居然馬上就把錢借給他。

因為這些錢都是先生賺的，所以我只是輕描淡寫地對先生說：「十五年沒見面，一見面就借錢，這五萬塊肯定一去不回，以後不要把你賺的辛苦錢，隨意借給不熟的人了。」當時先生回我：「會這樣哦?!」後來那位同學果然沒還錢，而之後，我再也沒聽過先生借錢給任何人了。

在婚姻的前七年，我真正與先生相處的時間不到一半。因為我們即使一家人住在首爾，但有時候我回台灣，先生也常常到韓國的其他縣市出差，或到馬來西亞等國工作。

後來因為孩子在台灣確診為輕度自閉症，我帶著兩個孩子在台灣心力交瘁，所以我開始要求先生請調，回台工作。但沒想到，這是夫妻爭執的開始。

先生認為我教養孩子的態度不夠嚴格，所以在某次與我們母子起了極大的衝突後，我們協商還是由我單獨負責教養，先生再度出國工作，負擔因為孩子需要特殊教養而越來越繁重的家計。

先生的固著

前幾年，先生退休了，我們夫妻整天相處，困難度大增。有一年過年，我們娘家四個家庭在楊梅山區聚會，我們一起拿毛豆當零食吃，先生說：「你們知道嗎？毛豆就是黃豆。」我們一群人都說：「怎麼可能？毛豆跟黃豆差那麼多。」然後就開始聊別的話題。先生卻開始用手機查詢毛豆的資訊，想證明他是對的，但山區網路收訊不佳，所以始終沒查到。

過了三個多小時，我們一起下山用餐，先生拿著手機上的畫面說：「你們看，你們看，毛豆、大豆和黃豆都是一樣的，只是品種、用途不一樣。」兄弟姊妹們都笑了起來，說：「你真的很執著耶，都過了三個小時了，還在查。」

聽到這嘲諷的瞬間，我整個人都難過了起來。因為我知道，如果很努力在查標準答案的人是我兒子，大家都會很開心地說：「這孩子就是這麼堅持、努力，一定要得到解答為止。」但因為查詢資料的是我先生，我內心的反應是：「你也太固執，查那些幹麼啊！」我雖然察覺了自己糾結的情緒，但我仍然沒說任何一句話，幫先生解釋。

我對兒子與先生的兩套標準

我看到了自己的兩套標準，而這天的餐會場景，也讓我想起，我聽過很多泛自閉症家屬說過，她們有辦法好好陪伴自己的小孩，可是看到先生年紀這麼大了，還是這麼不能在適當場合，說適合自己年齡層的話，她們真的很火。

我也是一樣。我並沒有因為孩子確診有亞斯伯格，而先生也有亞斯伯格，就把陪伴孩子的耐心用在先生身上。你問我為什麼，我真的很難回答，也許是因為我到現在還得聽他絮絮叨叨講聲韻學，心裡有一股厭倦，也或許是我的耐心已經在孩子身上用盡了。

我們彼此交流不多，但因為深知先生的特質，所以自從公婆年邁住院、開刀之後，這幾年，先生一年只有不到三分之一的時間住在家裡。

整天膩在一起的婚姻，不適合我們，目前大半的時間，他都是在婆家照顧父母，由我在自家負責照顧家庭所需。

由於我是個容易忘東忘西的人，所以我出門演講時，凡事仔細的先生，還是會叮嚀，確認我鑰匙帶了嗎？火車票拿了嗎？手機沒忘吧？而我還是會嫌他囉嗦，但也因為有他在，我就自然而然有安全感，可以繼續粗線條。我們各司己職，分工合作。

後記

以下轉自「諮商椅上的教養」粉專，陳鴻彬諮商心理師的回應。

辛苦了！那樣的雙重標準，其實並非不合邏輯，而是因為在我們心底深處，有兩個令我們感到深沉無力的聲音。

（一）本該共同分擔教養責任的另一半，非但無法成為攜手合作的教養夥伴、多一個教養的人力，甚至還需要在我幾乎耗盡心力照顧孩子之後，轉身面對另一個需要我很多包容、無盡耐心的人，而且還是那個原先應該要可以共同擔負起教養責任的成人。

（二）為什麼這個亞斯成人，會是由我來照顧？為什麼該是我的責任？而非從小教養他的父母？

而這些想法冒出來後，常常會夾雜著許多罪惡感，批判自己「我怎麼可以有如此想法？」因而又被壓抑至內心深處。這些感受雖然殘酷，但卻又如此真實，真實到令人想哭。

記得，給自己多些允許：**允許自己有抒發壓力的權利、允許大部分時間堅強的自己，偶爾也能有軟弱的時候、允許自己適度喘息、允許自己有這些念頭，並且找到屬於自己在家庭之外的支持系統。**辛苦了！祝福，很多很多。

我的先生是亞斯伯格（二）

我的先生凡事精準，是個人體GPS，也幾乎是個過目不忘的考試能手。先生的外語多數都是自學的，他不用一年就可以學會韓文，也有多國語言的證照。先生還有各種不同種類的證照，多到我搞不清的程度。

大家最怕亞斯去當兵，而我先生輕易考上預官，我也沒聽先生提過當兵時有吃過什麼苦頭。但我先生有很多固執，他喜歡一個事物會重複迷戀到廢寢忘食的程度。同一本字典，他按A、B、C、D、E、F、G的順序背誦，還讀到破掉就再重買一本的程度。

原本，我對他的行為非常不解。我想或許公婆在他成長的過程中，只讓他一直讀書、讀書，因此讓身為長子的他，什麼家事都不用做，他才會變成一個生活白痴。但這一切等到兒子被確診為亞斯伯格之後，問題幾乎有解了。我從一些行為，確定先生亞斯伯格的氣質非常濃厚。

「剛剛好」的八十塊

有一次，我因為良性腫瘤開完刀，在家裡休息。我行動不便，但家中待洗的衣服已經堆積一個禮拜，洗衣機又突然壞掉，所以我請先生把衣服拿去自助洗衣店洗滌、烘乾。我先生做事仔細、凡事精確，洗衣服要花四十元，烘乾衣服要花四十元，因此他總共帶了「剛剛好的八十塊」和一籃衣服出門。

寫到這裡，大家一定覺得洗衣服是件很容易的事情，為什麼我還要寫個故事來吊大家的胃口？但對我先生來說，洗衣服真的沒那麼容易。這件奇案，我也整整花了三年時間才解開。

我先生出門後十分鐘，我就接到他的來電。一向性格溫和、沒脾氣的先生，居然用氣急敗壞的口吻，高音頻說：「洗衣機的投幣孔怎麼設計得這麼奇怪？讓人看不懂方向？到底是誰設計的？設計得這麼爛？」

因為洗衣機設計得很爛，所以他投錯投幣孔，投到隔壁那台自助洗衣機，那台洗衣機因此空轉了起來。結果先生只剩下四十塊，他不知道後續該怎麼處理。

跟洗衣機槓上了

在電話中，我請先生再回家拿四十塊錢，以補足不夠的金額。但先生堅決不肯再多花錢，他跟洗衣機槓上了。他投下剩下的四十塊錢，所以洗完衣服沒烘乾，他就把衣服帶回家了。

但當時正值潮濕的陰雨綿綿季節，衣服根本沒辦法自然乾。這麼多年來，我早就知道先生的固執，也不跟他多加爭辯，我直接請他晾衣服。我還特地跟他說，因為陰雨連綿，請他務必把衣物的間距拉大，比較快乾。

先生沒聽我的，他說他有自己的方式。我知道並且習慣他的固執，所以我也沒多說什麼。但沒想到，他居然把所有的衣服攤平，拿出來晾鋪在床上。我忍不住大叫，告訴他不能這樣。衣服要拿出來掛，鋪在床上不但不會乾，還會讓床墊、棉被發霉。但先生不相信我的話，堅決認為衣服要鋪在床上，才會自然乾。

損失慘重

我不記得後來衣服怎麼了，但我還記得當時自己氣到不行。想當然耳，我們吵架了，因為後來棉被發霉，床墊也毀了，損失慘重。不過這次的大損失，好處是先生終於願意用我們一般人的方式來晾衣服了。

我一直想不通，為什麼先生會用這種奇特的方式來晾衣服？事出必有因，這個謎團在我三年後，有一次到韓國住在老朋友家，我們聊天、敘舊，而當光著腳，踩在朋友家暖暖的地板上時，我恍然大悟了。

婚後，我跟先生孩子曾住過首爾多年。首爾的冬天氣候寒冷、乾燥，因此家家戶戶都要在家裡裝加濕器，讓家裡保持一定的濕度，以免因過度乾燥而流鼻血、皮膚龜裂等。

所以我們住在韓國時，洗完衣服，會把衣服直接鋪在地板上，讓地板上的熱氣將衣服烘乾，這樣也可以讓空氣中充滿水氣，以減少流鼻血、皮膚龜裂的機會。

於是，我終於了解我先生為什麼會把衣服晾在床墊上了。**原來這位聰明無比、IQ不知道高到多少的天才，他在轉換生活情境上有他的困難**，而這又再度驗證，我心裡覺得我先生很像亞斯伯格。

先生問我，他是不是亞斯？

所以柯文哲當選市長後，先生問我他是不是亞斯，我有點欣慰。這表示他已經從否定到認定，從「你說我自閉症？我怎麼可能有自閉症？」到知道孩子的問題不是因為我教養失當，而是有遺傳上的可能。這也表示他做了搜尋，他知道自己的特質，而且也肯定我「有回答這個問題」的能力。

但即使先生沒問，其實這十幾年來，這問題已經在我心中百轉千迴。孩子確診之後，我經常接到學校的緊急奪命連環call。剛開始，我常常埋怨先生：「都是你害的。都是你，都怪你……」但這樣的埋怨根本無濟於事。

而有時候，明明是孩子的錯，我卻還怪罪到先生身上。例如，孩子吵鬧，不肯寫功課，我跟孩子僵持到十一點，先生剛好也加班到十一點回家，我明明需要先生的幫助，但卻選擇用謾罵的方式潑婦罵街，我埋怨先生：「你都不幫我，我累得要死，你知不知道……」結果換先生怒火沖天，我們陷入無止境的爭吵。

問題是，即使我覺得先生的亞斯伯格氣質很濃，但對於一位事業有成，並且已經六十歲的人，我告訴他，他是亞斯伯格的意義何在呢？

所以我沒回答這個問題，只技巧地說：「你覺得呢？」因為我知道他自己心中是有答案的。也許，哪天如果先生覺得需要精神科醫師或心理師的幫助，那麼，我們再來討論吧。

後記

當我在臉書上轉分享：我今天聽到一個勵志又最悲慘的事實……指望靠走路、飲食或運動減肥，豬八戒西方取經走了十萬八千里，也沒瘦下來，而且，他還吃素！

沒想到我那聽不懂言外之意的先生卻認真了起來，他留言：「西遊記是明代編寫的故事，並不是真實的人物，走路、飲食或運動確實可以健身及減肥。強健的雙腳是人的第二心臟，走路（步行）可以強化心臟，也可以促進腸胃的蠕動，是減少便祕的最佳運動。西遊記作者是明朝的吳承恩。」

即使我了解先生的亞斯特質，但我仍然期待有一天，我講笑話而不用跟先生解釋哪裡好笑。

我的婆婆也是亞斯伯格?!

我的公婆木訥、寡言。我跟我先生結婚二十五年來，他們總共說過幾句話，都算得出來。

大過年，我們回彰化婆家，婆婆一手打理所有的菜餚，所以我沒碰過夫家的廚房，連碗都不用洗，因為婆婆洗碗也有她專屬的洗碗儀式。

怎麼說呢？婆婆都在水槽裡，用盆子洗碗。洗完以後，她一定要從貼近後門的廚房水槽，把盆中的汙水倒在前門的水溝，老人家堅持這樣水槽的水管才不會阻塞。倒掉汙水後，再回到後門的水槽，用清水清洗。一天三餐，光是洗菜、洗碗倒水，後門、前門捧著水盆倒水，至少十來次。

婆婆家所有的東西都不讓人碰，但只要順從婆婆的儀式，就可以一切安然。所以回到婆家，我這媳婦除了看電視、閱讀之外，完全無事可做。

令人瞠目結舌的拜拜

我婆婆對除夕拜拜「拜歡喜ㄟ」的儀式，也讓我瞠目結舌。我是五年級前段班的，在學校所受的教育中，我感受到的是祭祀是在實際社會生活中，獲致神靈的護佑，得以平安、幸福。相較於婆婆「拜歡喜ㄟ」，我媽媽祭祖時，就讓我覺得她在和祖先「交易」。

媽媽在祭祀、焚香的過程中，當對神明有所求，她會擲筊，請問神明是否允諾。若不允諾，她會重問，重新擲筊，「逼允神明」。當線香燒到只剩一半時，媽媽會擲筊，問神明：「呷飽沒？」接著雙手捧持金紙，拜供神明。最後持酒，潑灑金銀紙，然後撤收祭品。

婚後，第一個回鄉同處的除夕夜，婆婆輕描淡寫地吩咐我，把菜端到廳堂祭拜，再把碗筷擺上桌。但我沒想到婆婆是直接從冰箱冷凍庫拿出「結凍」的「三牲」遞給我，要我放上貢桌。什麼？這是「結凍的水煮雞」？居然就這樣拜拜？

我太震驚了，忍不住問：「媽，安呢甘好？」婆婆說：「勿要緊！公媽會來呷！」

接著，我順手把用紅色塑膠繩綁成串的十個碗筷包裝解開。眼尖的婆婆，沿著我的視線，馬上出聲制止：「不要拆。」

我媽媽都是把碗筷一個個放在供桌上，排成一排的。我做錯什麼了嗎？沒想到，婆婆連用字都很儉約。她說：「明年還要用！不要拆！」

這一組「祭拜專用」的碗具，就這樣持續綑綁了二十五年。粉紅色的隔離紙包裹著瓷碗層層疊疊，包裝完整如初。二十五年來，年菜的擺放位置始終一模一樣，菜色也一模一樣，從沒有改變過。

以前我總想著，不信鬼神的婆婆，不要拜，不就得了嗎？到底為什麼還需要拜拜呢?!

這件事，我只想到一個答案，那就是「人比鬼可怕」，人言可畏啊！

先生的驚人之語

有一天，當先生說：「我媽媽好像也是亞斯伯格」的時候，我確實有把婆婆在儀式上的固執行為，與自閉症連結起來。（當然也有可能只是習慣啦，但很難證實。）

這時，聽到我女兒開玩笑的說：「爸爸現在一直追究自己有自閉症，是為了什麼啦？是想找出罪魁禍首，掐阿嬤的脖子嗎？」我先生愣了一下。

我女兒又接著說：「那在你還沒掐阿嬤的脖子之前，讓哥哥先掐你的脖子好了～～」

在這段對話進行時，柯文哲父子、楊○○父子、鍾○○姊妹、吳○○兄弟等，有遺傳因子可能的家族畫面，一一在我眼前閃過。

但，我腦海中的畫面，突然停格在我先生轉述婆婆對他說的一段話：「挖看恁某甘哪足巧ㄟ～～以後你要聽伊ㄟ嘴～～」（我看你老婆很聰明，以後你要聽她的。）

感謝可愛、慈祥的婆婆！

教育能改善亞斯的孩子

我兒子雖然希望有朝一日，他可以不必再持有輕度自閉證明，但他清楚知道自己「求救的能力」仍有限，也有障礙，因此他仍需要手冊證明，以提供突發事件必要的協助。

而我非常清楚地知道，兒子能了解自己的優勢與障礙，這是教育下的結果。

亞斯的孩子能透過教育、教養而減輕、減少固著，這是確定的。

我很喜歡看電影、看影集，也常常與兒子討論劇情，兒子因此會看運鏡、分析劇情，他也常解釋英文影片中的雙關語，給不諳英文的我，讓我理解。

相較於兒子，我先生未被鑑定為亞斯，也沒有經過特殊教育的洗禮，在他的年代，只要會讀書、會考試就好。

先生不會區分白醋與沙拉油

我剛開始跟先生到韓國生活時，因為我不會韓文，所以上超市買必需品時，發現先生不會區分白醋與沙拉油，我驚訝萬分。

後來，我開始一樣一樣地把商品告訴他，甚至跟他說某個廠牌、某個型號，但太多選擇，先生會紊亂，甚至生氣，而兒子從小就習得這些技能，所以完全沒有這樣的問題。

最近我跟兩個孩子談肺炎疫情，提到對岸好厲害，已經好幾天都沒有新病例，結果，我先生「哼」的一聲。

我知道先生誤會了，他並不知道我們是在反諷數據不實。後來，我告訴先生：「你誤會了，我們是在諷刺對岸提供的數據。」

我知道先生聽不懂嘲諷，因此他很容易產生誤解。不過當我們講這段話時，兒子就完全聽得懂，他也加入我們的對話。這真的是**再次證明，教育對亞斯的孩子有效。**

亞斯孩子們的共同心聲

一些有高功能自閉和亞斯伯格兒童的父母，他們自己也常常有自閉症相關的特質，而當父母缺乏社交溝通能力、行為固著單一，他們本身應對問題、行為的方法很有限，而教育出的下一代也就更侷限了。

雖然也有另一派說法，認為亞斯孩子的父母雖與孩子有相似，但較輕微的問題，但他們會比較容易理解，以及接收到孩子的問題，這樣的例子，的確是有的，但說真的，比起後者，前者仍占大多數。

有專家、家長對我說：「教自閉症的孩子時，若孩子固執，那麼，你就要比孩子更固執，才管得了孩子。」我始終覺得這句話怪怪的，因為如果我比孩子更固執，那麼，不就換我該確診自閉症了？

我曾經聽過一個大亞斯青年說：「身為亞斯，已經有很多困難，請父母不要是我的第

一個困難。」我覺得這是亞斯孩子們的共同心聲。

請父母們謹記在心，與孩子站在同一個陣線，一起應對「自閉症」這個敵人，避免內鬥，互相傷害。

後記

兒子在就學前，我們就一起看了很多錄影帶。我以為常常看錄影帶，就會喜歡看電影，但沒想到，我生平第一部帶孩子進戲院看《風中奇緣》，電影才演出五分鐘左右，兒子就哭到聲嘶力竭，我不得不帶他倉皇逃出電影院。

還好，我沒放棄。事後，我才知道兒子怕燈光、怕暗，也怕過度的聲音刺激等等。近幾年，我與兒子一起去電影院看我很喜歡的３Ｄ電影，沒想到，兒子眼睛不適，後來他直接就把眼鏡摘掉了。

現在，我與兒子大多數都是一起討論 Nexflix 的劇情，對我們來說，看影片是ＣＰ值很高的生活學習。

當過動媽遇到亞斯兒

我是在醫師診斷兒子有輕度自閉的時候，同時被兒子的諮商心理師做評估，確定自己有ADHD的衝動過動特質，也就是ADHD注意力不足過動症Attention Deficit Hyperactivity Disorder中的Hyperactivity。後來也由精神科醫師開藥，抑制我的衝動。

連測驗都沒耐心做完

若以現在的醫學尺度，在兒時，如果我有機會被我媽媽抓去診斷，我想自己很快就會被確診為「資優ＡＤＨＤ」。但在此補充一下，我國中時測驗過智商，只有一百，所以資優是我自己說的啊。但沒想到當我在臉書上自稱資賦優異之後，精神科醫師卻私訊我，她認為我確實可能資賦優異，接著她問：「你是不是沒耐心把測驗做完？」她說對了。智力測驗，我做了一半以後，後面就沒耐心寫完，全部都隨便亂寫。

四十歲，當我被確診為Ｈ的時候，心理師想告訴我，關於我的衝動特質的細節，但我沒耐心去聽她說就離開了。一開始，我以為是自己不接受事實，但現在想想，這好像同時也是Ｈ特質「沒耐心、愛插嘴、思考跳躍、常離題」的表現。如今，我身邊許多的專業特教人員，例如，東區特教的賴英宏老師、曲俊芳老師，甚至好多認識的治療師，也都很接納我的過動特質，他們常讚賞屬於我的「衝動」。

認識男友六個月，就自行決定結婚！

確診後，也終於讓我了解，為什麼我「所有的學生證、身分證、健保卡、信用卡、駕照、畢業證書都重辦過Ｎ次」、為什麼有人說我「有創意，但不受體制規範」、為什麼我「大學畢業代表畢業生受獎，卻沒想過告知父母」、為什麼我「認識男友六個月，就自行決定結婚」、為什麼我「高中時，從士林到板橋回家的同一條路線，卻不斷更換各路公車」、為什麼我「沒辦法好好吃飯」、我總是「快轉看DVD，沒耐心看電視節目」等，都可能是ADHD的行為。

我想在此書與大家分享，我自己所經歷的ADHD經驗，以及ADHD讓我在教養兩個孩子時，對他們的影響。

女兒說，她想我的優點想很久，但是缺點卻劈里啪啦說了一堆。她說，我對家事完全失能，考試前，還帶她去看電影、燙離子燙，這件事讓她價值觀很混亂。

兒子說，他在我的帶領下，完全不認為有「教養」這件事。

而**我希望透過自己的回溯、剖析，能幫助總把過動與亞斯伯格當成極大缺陷的家長朋友們。**

衝動始終如一

去年，我有機會運用新的電腦科技測試我的衝動。成人版本的測試要花三十分鐘，對我來說，時間太長、無趣，所以我做了兒童版本的衝動測驗，且只測了十五分鐘。在測試時，電腦螢幕上會出現很多動物，如果看到動物出現，就要拍鍵盤上的空白鍵，但是如果螢幕上出現乳牛，就要抑制衝動，不要去按空白鍵。測驗過程中，我一看到乳牛，就按空白鍵，然後我就慘叫。

電腦測驗的結果，可以看到我的衝動非常明顯。早期，我使用傳統的圖卡積木之類的測驗，也是得到衝動的結果，現在用電腦測，結果也一樣，可以說我是始終如一嗎？

兒子寫「我想死掉」

兒子六歲前在全韓文的環境念書。他會簡單的英文，也會用韓文書寫句子，更會看中文。雖然兒子在首爾念過幼稚園的小、中、大班，但因為不適應學校，又體弱多病，所以加總起來，上的課不超過三分之一。

小一時，兒子回台灣就讀。但沒多久，兒子的老師就對兒子有諸多抱怨，而我對老師的教學內容也不太認同。正好朋友要我到另一所國小短期代課，所以在上學期結束前，我就幫兒子辦了轉學。隔年，我考上長期代課，擔任自然科任老師，也負責教務處建構電腦資料庫的工作。

二上時，學校百年校慶，小二生要在校慶大會上舞龍舞獅，所以每個孩子都拿著小獅子頭在操場練習。當時，我沒課，所以我待在教務處工作。後來我聽到操場有廣播，彷彿有不尋常的事發生，所以我走到窗口，看向操場。

我看到有一位別班的老師拉著兒子的臂膀，一路拖著，從操場往講台方向走。接著，兒子的導師出現，看起來，兩位老師開始跟兒子講話，然後兒子開始身體僵硬。沒多久，兒子的導師就把兒子拖到二樓來找我。

導師跟我說，她沒看到現場的狀況。但隔壁班的導師說她已經吩咐下課休息時間，叫大家不要用腳踩獅子頭，可是兒子卻很故意去踩。隔壁班的導師因此要求兒子道歉，但兒子不認錯，也不說話。「這麼壞的孩子，要上去司令台，給大家看。」但兒子全身僵硬，拖不動，所以請兒子的導師來處理這件事。

但這件事在我聽起來覺得不太可能，因為兒子非常守規矩，他不可能故意違抗，或者兒子覺得不是他的錯，所以不願意認錯，也沒必要認錯。我想錯也許根本不在兒子，而且這老師「要他上台給大家看」的處置，也實在太離譜了。

從那天開始，兒子不講話了，而且也不願意上學了。我完全沒辦法和他溝通。

還好兒子才八歲，體型非常瘦小，所以我很輕易就能把他拖到學校上課。因此連續兩天，我都跟老師講，若兒子還是不說話、不溝通，就請導師觀察、協助。

直到第三天，我在打掃兒子書房時，看到他掉落在書桌邊的字條。在粗黑深刻的字跡上，寫著「我想死掉」。

我感受到事情的嚴重性，開始帶兒子到兒童身心科就診。

醫師詢問孩子的問題，都被我搶答了

我並沒有和兒子溝通，就直接幫他掛身心科，開始每週一次的心理晤談。兒子的心理師跟我說，每個月的最後一次晤談，會留時間跟我談話，但前幾個禮拜，我每次都在醫師走出診間時，就劈里啪啦講一堆兒子的狀況。

我雖然知道每四週就能與心理師談孩子的情況，但仍多次忍不住強堵在門口，跟心理師說起我的焦慮。

於是，心理師也幫我安排了心理諮商，也就是在兒子接受諮商的同時，我也接受另一位心理師的協助。但是，每次輪到我們母子同時接受諮商的時候，我搶答了所有醫師詢問孩子的問題。

即使事隔十幾年，當我回想起當時的情景，腦袋裡浮現的畫面，是我一個人就等於一群麻雀，我吱吱喳喳，說個不停。

當時兒子完全沉默不語，而我自己則是吵鬧、聒噪不堪。耳畔響起的是周遭親朋好友、醫療專業人員，反覆且堅定的聲音：「媽媽，你太急了，太焦慮了。請慢下來。」「媽媽，你講太快了，講慢一點。我聽不懂你說什麼。」

當時兒子已與心理師相處了幾個月，但兒子都沒開口說過話。情況陷入膠著，於是心理師建議錄影，拍攝兒子在遊戲治療時的狀態。但沒多久，兒子發現了攝影機，他開始反抗，拒絕去遊戲治療。這情況僵持了兩個禮拜，心理師剛好要出國一個月，所以暫停諮商。

暑假嘛，兒子本來就不用上學，也不必再被拖著進診療室，讓我大大鬆了一口氣。

後記

沒想到當年的舞龍舞獅事件，根本是一場大烏龍。兒子十九歲的時候，我再度跟他談起這件事。結果兒子說：「我有踩獅子頭……」但他生氣的點是：「那個老師根本沒叫大家不能踩獅子頭。」

這件事，我到現在還是不知道真實狀況究竟是如何。但兒子是不會說謊的，我猜可能是老師有講不能踩獅子頭，但他沒聽到。在兒子心裡，如果他沒聽到指令，那麼他就會堅定地認為，老師根本沒講，卻要他執行，還要他道歉，這根本毫無道理。

與亞斯相處，常常得指令清楚，並且還要鉅細靡遺的交代程序。

我記得曾經讓我啞然失笑的買便當事件。有次，我叫我先生去買便當。一開始，他買便當，就只有買回「便當」。我喜歡喝湯，所以請先生下次去買便當的時候，「拿湯回來」。結果，那次拿回來的就真的只有湯。再後來，我跟我先生說：「湯裡面有料，請把料也撈回來。」

結果當天我看到湯的時候，真的瞠目結舌，因為湯裡的「大骨頭」，先生也拿回來了。
不管年齡大小，只要是亞斯，有教就有差。只是常常得教，心情好的時候大笑，心情不好就苦笑囉！

發現兒子的「與眾不同」

「兒子不認識媽媽」是個警訊

當我還沒聽過「高功能自閉」的時候，我常常否定醫生或老師，我心底認為這些人不懂我的兒子，因為我家孩子與眾不同，和別人的小孩不一樣。然後，就在某一年的某一天，我發現其實是我不懂我的兒子。事後我追溯、回想，發現有很多蛛絲馬跡，早就在告訴我，我的兒子「很特別」了。

我的兒子是一九九一年出生。一九九〇到一九九六年，我因為先生工作派駐在韓國首爾，所以很幸運的當了六年的全職母親。但即使我與先生一起住在首爾，他也得常飛到世界各地，而我住的地方是辦公大樓，下班時間與假日，整棟十幾層的大樓都空蕩蕩的。除了一樓管理、打掃的人員外，只有我與兒子兩個人。

剛開始帶兒子的時候，我只看到他很聰明，有著過目不忘的能力，所以我教了他很多認知上的東西。

兒子的認字以及方向辨識的能力，讓很多人驚奇。兒子兩足歲時，已經能認完二十六個英文字母與簡單的國字，而他會看機械時鐘這件事，更得到眾多親友的掌聲。

在兒子兩歲，我懷女兒生產的前半年，我把兒子帶回台灣，讓娘家媽媽照顧，而娘家媽媽得做生意，所以在女兒出生前一天，我只好把兒子交給保母照顧。但交給保母的第一二天，兒子哭得柔腸寸斷，所以保母要求我不要再打電話給兒子，以免兒子哭得更厲害。

一直到第七天，我去保母家接兒子時，兒子看到我，眼神卻很茫然。

是的，他不認識我這個媽媽。

這件事真的很不可思議。一直到十分鐘後，等我接兒子回到娘家，他的眼神才恢復正常。

因為親身體驗過「兒子不認識媽媽」這件事，後來每次聽到有人說小孩子天生會認媽媽這件事，我就會不以為然。只是，我沒有想到，這可能是個很大的問題。

兒子寫字極度要求工整，因此寫得很慢

我前文曾提過，兒子在小二時，曾因為舞龍舞獅的校慶練習，而開始不說話。而在那段兒子不說話，我強迫拖著他上學，以及兒子不寫功課、不交作業的過程中，我有些做法並不是很妥當。但那時身心俱疲的我，已沒力氣與所有的老師溝通，只能想到這個對我來說比較便利的做法。

兒子寫字極度要求工整，所以寫字速度很慢、很慢，也會一直用橡皮擦擦他寫的字，所以簿子常擦到破掉。小一一入學，兒子就常被老師抱怨，因為寫字速度太慢，所以常常要等他一個人等很久，沒辦法放學。因此，我陪兒子做功課的時候，對他自圓其說：「反正你都會了。所以，我幫你寫注音，你寫國字就好。」因此兒子的小學國語作業，

有一大半是我幫他寫的。

我不知道導師是否知道我幫他寫功課，但這讓我不必再花精力，去處理他的功課寫不完的問題。我只要處理他「音樂課不唱歌」、「說話課不開口」、「體育課不運動」、「不跳健康操」之類的問題……就好。

讓兒子學習承擔沒交作業的後果

不過，寫作業這件事到國中就開始真的變成困擾了。我幫不了兒子，也許應該說，我幫不了自己。我自己的物理一塌糊塗，數學也教不了，作文他不肯寫，也不肯抄襲任何範本。我完全無可奈何，只好兩手一攤，讓兒子去承受沒交作業的後果。

於是，各科老師們陸陸續續打電話給我：「○○媽媽，○○不交功課的話，我沒辦法給他打成績。」於是，我跟老師們說：「沒關係，你覺得該怎麼給分數，他該得幾分，就得幾分。他得承擔自己的後果。」反倒是老師們都給兒子及格的分數。老師們的說詞倒是與我很一致：「反正他都會。」

我的判斷標準：這樣的決定，會不會影響到兒子一生？

但到高中，兒子的成績落差變大了，他開始有部分科目不及格，得補修學分。高中基測、大學學測指考，兒子的作文都交了白卷。

這一段期間，我的想法是：分數沒關係。

如果兒子覺得分數重要，我會陪伴他，努力取得好成績。

如果兒子不覺得得到分數重要，我只希望他了解自己該承受的這些後果。

高中畢不了業，沒關係，還是可以考大學。

考不上大學，也沒關係，還可以重考。

不想重考，也沒關係，我們再來討論可以做什麼。

這些難題每一個都衝擊著我，但也讓我學會在心智凌亂的時候，該怎麼應對。

最後，**我學會一個最簡單的判斷標準：「這樣的決定，會不會影響到他的一生。」**

後來，總算熬過了這段艱困的時期。之後，兒子念大學，他所有的成績都 all pass。他交出了所有的功課，還拿了不少獎學金。（在我的印象裡，包括寫了三、五行的國文作文。我不清楚到底幾行，因為兒子堅持不讓我看。）因為現在讀的幾乎都是兒子喜歡的科目，他甚至還協助其他同學，幫他們解決課業問題。兒子還算受同學歡迎。

因此，此時此刻，**我想分享給父母的是，當孩子有些行為「怪」到難以處置的時候，不要去管別人的眼光，先帶孩子去醫院，確定有沒有病理上的原因。**

醫師如果確診為某種疾患，那麼就可以由診斷出的疾患，處理後續。**如果診斷不是任何疾患，那麼，就從改變行為及認知著手。**

我們沒辦法給孩子我們自己沒有的東西，所以**主要照顧者需要先照顧好自己**，我們才能有良好的身心狀況，可以意志堅定的「分辨他人的建議或批判」，甚至進而「正向引導」受助者。

GPS兒子幫媽媽導航

只要我買票，兒子就會直接從店員的手中把票取走，幫我保管，這已經成為兒子的習慣了。因為我很會掉東西，所以還是由他保管，最是妥當。

我跟朋友聚會，帶著兒子時，他幾乎都是安安靜靜的聽著大人們說話。但是，如果他察覺我的語調急切，他就會輕輕地對我說：「慢一點。」

先天對路徑分析、條理清楚的兒子，也會在我出門前，先幫左右不分、老是迷路的我導引路線，告訴我該怎麼轉車。

與兒子達成決議

大部分時間，我跟孩子彼此都在學習理解對方。但有時候也不是這麼順利，畢竟基本特質不太會改變。**兒子還是固執，我也還是衝動**。

有次，一向溫和的兒子因為不滿我的言語，他在餐廳用力拍桌子，引起一堆人側目。這也讓尷尬的我，不禁想著：「不管怎麼教育，某些時候的某些特質，都還是存在著。」

事後，我跟兒子說：「你應該要事先警告我的。」

兒子說：「我說了兩次。」

我說：「但我沒聽見啊。你得讓我聽見才算啊。之後如果要『警告媽媽』，就用『捏』的。捏我的手，我就會接收到。」

我說：「你最不喜歡被別人注目，但你拍桌子，引起一堆人回頭看你，你知道嗎？」

兒子說：「沒關係。我看不到（別人的反應），而且，我達到我的目的（生氣）。」

最後的決議是，以後兒子若要警告我，就捏我，但如果捏了無效，他還是要拍桌子。

又有某天在誠品，兒子直接走進他最愛的電腦程式專區，他翻了N本書，卻什麼也沒買。但他指著其中一本說：「這本我翻過，裡面錯字一大堆。」兒子再把書拿起來，就像是看到熟悉的老朋友一樣，一頁一頁翻給他妹妹看，「這裡名字寫錯了，這裡的英文打錯字……」

我好想問糾錯大隊長兒子：「你到底記這些錯字，是要幹麼呢？」

但我沒問出來，只是笑著、看著他。

不是挑釁，只是直言直語

有次，娘家一行人正在評比手上相機的拍攝效果，大阿姨秀出她的作品，說：「你看，葉子都照得清清楚楚的。」

兒子馬上接著說：「你數給我看……」眾人聽到都笑出來了。

小阿姨說：「可別想隨便糊弄要求精確的孩子。數得出來樹葉，才叫做清楚。」

這若是發生在前幾年，我會急著叫兒子不能這麼說，因為別人會認為這是挑釁，而我會急著教他什麼是禮貌。但這些年來，家人都知道兒子直言直語的性格。大家都很友善，

沒人認為兒子是挑釁，而是欣賞他的特質，甚至問我：「你兒子怎麼進步這麼多？」對比他前幾年過年，常常受不了吵鬧、混亂，逃出大家的視線範圍，因而大人們得不停尋找他的藏匿處的往事，大家都為他的進步感到開心。

家有亞斯兒，讓我的人生重新洗牌。我跟兒子都掌握了自己生命中那把開鎖的鑰匙，我們願意一起誠實面對自己，也努力解決生命的困境。

相較於兒子，我先生在成長過程中，他因為成績優勢，所以長期當班長，因此，我先生始終在自信中成長，所以大部分的時間，他覺得自己是對的，他不懂別人為什麼會「犯這麼離譜的錯」。

在先生成長的年代，他無須太去理解人際互動之類的規則，甚至還能服兵役，且輕易考上預官，可能因此也少受一些訓練的苦頭，但這樣的幸運，到了退休後，他卻因為少有朋友，所以難以與人互動，顯得孤寂。

我先生現在大部分的時間是種花蒔草、健走養生。你可以說他是獨自樂在其中，但也可以感受到他是孤寂一人。

非關雞同鴨講

求精確，卻常被誤以為是挑語病

自閉症權威張正芬老師曾提及：**自閉症的孩子很難搞懂，該在怎樣的場合，說怎樣的話。他們最難能可貴的「誠實」，卻造成日常生活的困擾。**

自閉症的孩子最難體會的是「語意的運用」，這是什麼意思呢？他們對通過語音結合來傳達語義的認知有障礙，但對一般生活日常會話的認知則較正常。表達障礙出現於說話溝通的能力上，**他們常常答非所問、整日喋喋不休**，雖然聲調、構音與說話的流暢度都不錯，但語意無內容，也常常反覆講一些口語詞彙，這無助於語言溝通。

語言運用能力差的學習障礙者，最讓人憂心的，就是他們和同儕之間的互動。**孩子越大，人際溝通所需要的語言精細度也越高。**

舉例來說，當A告訴自閉症學童，他花了一分鐘抄完兩百字的課文，B一聽到，馬上說：「一分鐘？」一般人聽到B的反應，都知道B用的是嘲諷的口吻，但對自閉兒而言，B的話，卻是證實A所講的話是真實的。他們很難判斷這類的語用。

因此，在上過張正芬老師的課以後，我不僅留意語用障礙者的溝通方式，也注意到日常溝通的語用，其實也存在著問題。例如，某天有人問我從事什麼工作，我回答：「教電腦。」我就發現這句話大有語病。怎麼會是教「電腦」呢？應該是：教「人」電腦呀。對象錯得離譜，但已經約定俗成，我若糾正，只會惹來白眼。

我也終於了解，我的孩子不是故意要找碴，糾正大人們的語病。而**被嘲諷成「糾正高手」的亞斯伯格孩子，其實他們只是充滿了疑惑，因此堅決要求正確的結果。**

我也曾在ASD幼稚園、小學的家長討論社團中，聽到一個有趣的溝通障礙事件。

有天，一個亞斯孩子犯了錯，他爸爸很生氣地跟兒子說：「為什麼我每次講話，都要跟你講兩遍，你才聽得懂？」

亞斯孩子回問：「你現在是在罵我？還是在罵妹妹？」

爸爸回答：「我是在說你們兩個～」

結果亞斯孩子接著說：「哦，所以你等一下要講四次？」

看到這裡，你就可以知道，跟亞斯孩子溝通，家長需要很冷靜，才能不偷笑或者氣急敗壞，是吧？！

亞斯孩子的思考邏輯是直線型

《兒童日報》曾刊出一則短文，文中提到作者為了催促孩子吃早餐，情急之下，一句話用了四種語言。這句話是：「你要『卡緊佳』啦！這麼『歐依喜內』的東西，你應該要 AmAm 趕快吃完。」

這句話如果翻譯成一般口語，應是：「你要趕緊吃啦！這麼好吃的東西，你應該要趕快吃完。」這個例子反映了在我們生活周遭，各種語言夾雜的現象。而**夾雜的語用現象**，

困擾著我那極度要求精確的兒子。

有人說亞斯的思考方式就像是火車，如果從台北要去新竹，路線就都是固定的，不會改變，所以他們的思考邏輯是直線型的，不容轉換。而一般人的思考方式，像是自己在開車，想走哪一條公路，都能隨心所欲的變化。

也有人說亞斯的思維，像是他們使用的是蘋果電腦，要用「IOS」語言，才能與其溝通與運作，資料若放進一般人使用的windows，常常會短路，讀不到資料。所以一般人想與亞斯溝通，必須自己掛雙系統，或者教會亞斯掛雙系統，「原先使用的windows系統」外，還要有能力轉換成「IOS系統」，使用雙系統作業，與之相融，彼此才能存取資料，互相溝通。

還有亞斯家長說，亞斯的腦袋，RAM記憶體很小，硬碟很大，所以瞬間給他很多資訊，他的腦袋載量判斷不足，隨機存取記憶體RAM（Random Access Memory，縮寫RAM）不夠，電腦就會當機。如果RAM有擴充，就比較不會超載。而特殊教育就是讓亞斯人際互動的腦袋能擴充容量的做法。

簡單說，電腦可以一開機就讓程式啟動，是因為有ROM，唯讀記憶體驅動整個電腦。

因為是必定不會改變的內容，所以叫做唯讀記憶體。

當電腦啟動，開始運作時，打開 word，打很多內容，即使打錯了都可以復原，這時候用的都是RAM隨機存取記憶體。可以復原的次數很多，可以開啟的視窗很多，不掛掉，RAM都得很大。但儲存後，只要關掉程式就沒有辦法再連續復原，而儲存的地方就是硬碟。所以硬碟就算再大，一次想執行很多任務，還是得要看記憶體大小。

與亞斯孩子溝通，指令要簡單、明白，也要當他們的翻譯機

與亞斯孩子溝通，不但要掛雙作業系統，還有指令要給的簡單、明白，以免資訊過多，孩子的腦袋記憶體不夠，超載了，當機了，就無法把暫存的資料永久存在硬碟裡面了。

有一次，舉辦亞斯青年聚會，帶領的亞斯青年說：「今天的題目是旅遊，我先發言。有次我去日本……」衝動的我，就開始搶話了。我說：「我去過東京迪士尼……」然後又有人說他去過上野，有人還介紹起秋葉原，到最後，主持人都無法插話，因為他不知道什麼時間是他可以講話的時候。

這件事挑起亞斯們共同的心聲：「只要有三個人以上，就很難判斷，什麼時候可以輪到自己說話。」

不過，這次的意外，也讓我得到一個結論，就是**要讓亞斯孩子的溝通能力變好，自己要先停下來。然後當孩子的翻譯機，告訴他們何時可以插嘴，何時輪到他說話。**

他們學會這些以後，就等於擴充了記憶體，可以讓他們在每次停頓時，存檔存在硬碟裡，也才能在原先容量就很大的硬碟腦袋，裝進更多可能。

與亞斯溝通，需要有很明確、具體的談話焦點

對於無法分辨在什麼場合，該怎麼穿著適宜衣服的亞斯們，我會習慣性的建議他們觀察周遭人的穿著。

不過，「周遭的人」仍然太籠統了，亞斯們常無法理解。這時候，我就會告訴他：「看看張○翰怎麼穿、李○生怎麼穿、張○翰在教室上課怎麼穿、張○翰去看電影時怎麼穿。」亞斯兒就比較容易懂了。

我兒子今年滿二十八歲了，他也有不少的侷限與固著。即使再怎麼學習，但自家人相處久了，我用出來的經常是那幾招，容易技窮，所以我回想兒子過去的多項改變，反而都是他人想出的法子。

兒子自從可以自己選擇穿著之後，他就都選擇深色的衣物，黑色、深藍或灰灰暗暗的顏色。我總是想讓兒子提選明亮的衣服，因為看起來會更有精神、好看，也更帥，但兒子還是不為所動。

有次，朋友與我一起帶兒子上街買衣服，朋友觀察到兒子喜歡隱藏，但注重安全的特質。朋友於是對兒子說：「穿黃色的衣服，過馬路比較安全。顏色如果太暗，駕駛比較看不到。」兒子聽進去了，還連買了兩件一模一樣的黃色T恤。

我建議父母，若自己說了許多遍，仍無效，不妨就請他人協助，給出其他可能，以改變亞斯孩子的「認知」。

現在的兒子，在「黃色」T恤之後，已進展到「明亮」的淺藍、淺綠T恤，打破了「一模一樣」的固著。

半杯水，是半空或半滿，全在於你的認知。改變認知，就會改變事情的意義。

亞斯孩子的「鸚鵡式語言」

兒子五歲時，我給他兩個十元硬幣，讓他去投幣式機器買飲料。幾分鐘後，兒子空手而回。

我問他為什麼沒有買，兒子回答：「請投五元硬幣。」

那時候，我並沒有意會到這個回答很特別。這不是一般人的回答方式。

一般的孩子遇到這種情形，大部分都會說：「給我五元（硬幣）。」或是「沒有五元硬幣可以用。」而我的孩子表現的是自閉症患者常有的鸚鵡式語言。

問題出在這個五歲的小孩，他回答我的話是「販賣機上貼的標語」，也就是「鸚鵡式仿說」、「機械式語言」。但當時的我，並未意會到這是一個問題。我只是拿了一個五元銅板給兒子，並沒有做任何行為處理，這是很可惜的。

如果早點觀察到，我就可以早點幫助兒子。不過，雖然我沒幫助到自己的孩子，但我現在提出這個例子，就可以幫助無數亞斯兒的父母。

亞斯孩子的語言需要被翻譯

有一個亞斯青年下班後很累，想倒頭就睡，但媽媽一看到孩子回家，就問：「媽媽給你弄花椰菜，好不好？」

亞斯青年：「我不要。」

（過幾分鐘）「媽媽給你打果汁，好不好？」

亞斯青年：「我不要。」

接著，就會聽見母親的憤怒和哀號等等負面情緒的語言。

亞斯青年不懂的是：「我已經講過好幾次我不要了。『我不要』這三個字，你到底是哪裡聽不懂？」

其實這媽媽與亞斯青年都需要翻譯機，幫他們彼此翻譯。

如果亞斯青年一開始就表達「我吃飽了，我不想吃東西」。只要多一句，就會少掉很多麻煩。而媽媽要學的是，更理解孩子說不要就是不要，避免強求。

說話不夠「精確」，就沒有後續反應

我又想起另一個「語意的運用」例子。兒子國中時，第一次單獨坐捷運出門。他不願意講電話，所以我要求他帶手機，等他到達目的地時，發簡訊給我，讓我放心。

兒子果然很乖，他照做了。但到達時，兒子用簡訊，只傳了一個字「達」，然後馬上關機，讓我哭笑不得。

所以，我又教了兒子一次。我跟他說，到達目的地後，不能關機，這會讓我沒辦法回簡訊，並且要求他回家前，也得發簡訊給我。

所以再下次出門時，兒子發了「達」之後，沒關機，並且在回家前，傳了個「歸」字。

我將這件事寫在臉書上，讓別人理解我兒子需要下一個步驟的指示，才能學會比較完善的社會經驗，也希望能幫助到有亞斯孩子的父母。**我們父母想幫助孩子，就要用孩子能夠接受的溝通方式，才會有效。**

並不是我給兒子一部電腦，教兒子用 message，兒子就會與別人溝通。兒子的電腦能力不錯，但他不太用社群媒體與人對談。有趣的是，兒子授權給我在臉書貼他的筆記：

當老師提問時，每個學齡孩子的反應：

小學生：「選我選我選我選我選我選我！」

國中生：「……」

高中生：「……」

大學生則是沒出席＊＊＊（與諧音或同音詞沒有關係）。

筆記引起很大的迴響，所以引發兒子續寫後篇的動力。

◎結婚包錢要雙數的理由：離婚的時候比較容易平分。

◎愛情跟著情人節巧克力一起打折。

這篇創下我的網誌最高點閱次，也大大振奮了兒子，他繼續寫文表達。

興奮之餘，我跟兒子說，他寫的笑話，有人愛看，多寫一點吧。不料，他的反應居然是很大聲的說：「不是笑話。」

兒子很生氣。他說過了，他是「寫筆記」。

嗯，我知道了是「寫筆記」，不是講笑話，我又誤解了。再確認一次，兒子寫的不是笑話，是筆記，一定要精確哦！

再一次，我把這個屬於我兒子的特點，也許也是屬於高功能自閉症孩子的「重點」，傳達給其他讀者知道。希望能幫助你們釐清，也理解更多高功能自閉的孩子，讓彼此都有更好的溝通。

後記

在「亞斯伯格者的愛情工作與婚姻討論」社團中，曾經有過亞斯與非亞斯（NT）的衝突。起因是亞斯母親們講到自己的配偶，說自己是被成人亞斯男人騙到才結婚的。這種感覺，很多亞斯孩子的母親都很贊同。她們會回應未婚前是被先生的才華、外貌，不菸不酒、無不良嗜好吸引，但**結婚後，配偶的固著與不善於人際關係的處理，和自我意識高漲，讓夫妻經常吵架，或者讓非亞斯產生焦慮、憂鬱等「卡珊德拉症候群」的狀況**。

這樣的說法，引來亞斯們的憤怒，也引起辯論。他們在社團po文問：「如果婚姻真能騙，想知道怎麼騙取好男人……」在一陣唇槍舌戰之後，有網友呼叫我，讓我這個管理員出來平息亞斯與非亞斯兩大陣營的戰火。

其實，這問題很好解決。關鍵在於「騙」這個字的定義。非亞斯們使用「騙」這個字，態度是開玩笑的。而亞斯們對於「騙」的解釋，是想到法律定義，認為是欺瞞、蓄意隱瞞事實，「等同詐欺」。亞斯們用字精準，不太理解非亞斯們是在開玩笑，所以產生衝突。

了解亞斯們用字精準，就可以減少很多紛爭哦。

亞斯是糾錯高手

亞斯缺少「自動校正」

對某一個很熟悉的句子，例如「床前月明光，疑是上地霜」，大部分的人乍看這行字，不會發現這是一個有問題的句子。

如果讓你唸出來，你也有可能會唸成「床前明月光，疑是地上霜」的順序。因為我們在閱讀時，將這兩句錯誤的詩句與記憶中相似的情境整合，我們對句子的內容熟悉，所以一看到結構，就能夠「自動校正」出「床前明月光，疑是地上霜」形態。

但我的教養經驗是，這樣的「自動校正」經驗對我兒子幾乎都不適用。**在眾多文字、口語當中，兒子都會快速找出錯誤，甚至那些錯字都是「瞬間」跳出來，出現在他眼前的。**

早期，我總不太懂，我覺得我說的都是真實發生的事，但兒子卻總是暴跳如雷，說我常常亂講。因此，我覺得很委屈，因我自認為是個誠實、正直的人，為了偶爾講錯的幾個字，就被兒子在陌生人面前說我「亂講」，真是情何以堪。

眼睛看到的，不見得是真的

有次，我跟兒子路過某家店，就那麼走過的一瞬間，兒子說：「你有沒看到那店名很妙？」

我說：「有啊，居然也叫鼎泰豐。」

孩子說：「不，看清楚，叫泰鼎豐。」

於是我又走回去，再重看一次這有趣的招牌。正是如兒子所述。

我曾經接受過兩次「不准自動校正」的訓練。一次是高商時，我在打字比賽訓練班。練習打字的規定是原文錯，要跟著錯，不准校正。如果原稿有錯字，也得照著錯誤打出來，不能改成正確的，否則比賽會被扣分。但我就是很容易自動校正，以至於「難以照本宣科打出錯字，而在練習或比賽時都被扣了分數」。

除了打字，會全自動校正錯誤外，我大學念的是中文系，為了能夠仔仔細細閱讀每個字的結構，在大一的國學導讀課程裡，會要求我們要「點讀」、「句讀」。這個訓練是要把書籍中的錯誤找出來，但即使字字句句詳細點讀，我還是會有一些錯字漏掉，沒找出來。

不管是高商時的打字，也就是即使是錯字也要打出錯字的訓練，或者是中文系的點讀，找出錯誤的校對訓練，這兩次密集找錯的校對訓練，我卻還老是因為「腦子自動校正」功能太好，而被扣分。

而**我兒子把「糾錯」、「不自動校正」的功能發揮到淋漓盡致**，則是我始料未及的。

曾經閱讀過一則報導，指出泛自閉族群「見樹不見林」。一個很有名的例子是，從下頁的圖，你最先看到的是Ａ，還是Ｈ？

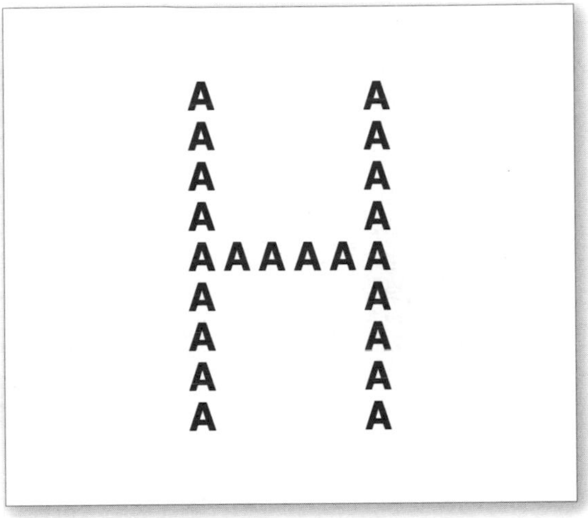

以我個人來說，我先看到大H，接著才會看到小A。

記得曾讀過，大多數的人在自己熟悉的領域，「整體性知覺會優先於細節成分的知覺」的文章。文中說明注重細節的人，以及泛自閉者會在圖示裡，先看到小A。他們會著重於細微緊密的事物。

根本沒有「真實」的記憶

陳豐偉醫師曾在〈別再「補腦」啦！真實記憶常常非事實——大腦的奧祕〉文中提及：許多人常會把往事拿出來吵，一方提起，一方辯解，然後越講越激動。提起的覺得委屈，被唸的覺得被誤解，彼此沒有交集，結果造成現存的間隙更加擴大……但根本沒有真實的記憶這回事……人類每一秒都要接受來自四面八方數不完的訊息，例如車子的行進與路人的笑聲。只有帶來情緒或引發情緒──通常還是負面情緒居多的事件，才容易在大腦形成較長期的記憶。情緒會影響記憶的註記，而且大部分人的大腦結構只能記得事件的大概經過，細節往往是在回想時才補上，因此往往是漏洞百出。

但人類在「腦補」的時候，所有的環節聽起來卻又非常自然，分不出哪一個部分可能是假的。**我們會受到暗示、接受潛意識引導，或依照自己所認定的合理性填補記憶。**

當我們願意接受「人的記憶不真實」、「回憶的細節有許多錯誤」時，那就得想想，當你與伴侶為往事吵架，而他／她面紅耳赤地爭辯時，是否還有必要再追究下去。越吵，大腦就越容易反覆想起，但我們難以確認，這段記憶是否真實……

「感謝日本地震」?!

一般人的記憶在混沌中形成，半真半假，有時只是為了滿足我們的自我感覺良好，這本來是一個還算有趣的機制，但當與要求精確的兒子相處，因此讓他覺得我「虛假」、「亂講」、「常弄錯」、「不可信任」、「不精準」，因而我們彼此爭吵的例子，卻不知凡幾。

例如，七點就是七點，絕對不能把六點五十或七點十分說成七點。另外，我印象深刻的是，有次，我們母子一起看到《小甜甜》的作者五十嵐優美子，在書展簽名會，為了日本地震震災感謝台灣的片段。

我看著電視畫面，不經意地說：「原來《小甜甜》的作者是感謝日本地震，才來台灣的喔。」

我才發現自己說了「感謝日本地震」這樣的蠢話。

糾錯高手還是會聚焦在錯誤裡，即使兒子用微笑糾正媽媽：「不是。你亂講，你每次都亂講。」

我謝謝兒子的提醒，回報以微笑，我又再重說了一次：「感謝台灣對日本地震的援助」。

及早教亞斯孩子「容錯」

「腦補」是指當動漫迷看到某些題材或者手法很新穎的作品，但內容卻有疏漏、沒有交代清楚的環節，甚至是某些角色的前傳、後續空白了，像遺下一個大大的洞，然而讀者都會自動運用腦內能力，把它補完整。

與ASD溝通時，我常覺得他們的「腦補」很弱。所以我建議與他們談話時，語意都要盡量完整、精準，也盡量避免不相關的閒聊。

例如，如果我說錯了某一個字，他們就會很在意說錯的內容，他們會變成「糾察大隊長」。若在課堂上，老師不給出「標準答案」，有的亞斯孩子也會在課堂上糾正細節到讓老師面紅耳赤。另外，有的亞斯孩子則會嚴重當機，接收不到重要的訊息。

這時候，**陪伴者就要給他們情感上的教育，讓他們減少因指正他人的錯誤，使雙方陷入難堪、互傷的窘境。這部分，很需要陪伴者的智慧與耐心。**

要讓有固著思維的亞斯孩子有擴大容錯的功能，還是要及早教育。

我先生也是難以容錯，只要看到不符合名稱的描述，他的語調都會急躁，且帶著批判或憤怒的口吻說話。

例如，我請他去買便當，如果菜單上寫的是「豚骨拉麵」，而我請他買時說的是「豬肉拉麵」，那就很容易接到先生氣急敗壞的來電，說他找不到我要買的拉麵。

為此，我好想呼籲，請大家「沒事別亂改名字」，也麻煩你們在網路上的菜單請正確填寫，避免「廣告與內容不實」而造成若干家庭衝突，好嗎？

陪兒子找尋合宜的應對方式，而不是「媽媽亂講」

現在，請你看下面的短文，重唸一遍。

請問你有沒有發現詞句的文字是亂了順序

研表究明
漢字的序順並不定一能影響閱讀
比如當你看完這句話後
才發這現裡的字全是都亂的

的呢？

我兒子，也就是糾錯隊長看第一眼的時候，就說順序都錯了，但我還是自動校正了。直到我多看了幾眼後，才發現自己被誤導了。

正當我要下結論，說兒子是個只重小節、見樹不見林、思考侷限的時候，突然又發生了以下這件事，讓我有了不同的看法。

兒子平日就有記錄「每日一條維基百科」的習慣，有次，我看到他寫「碰撞」。乍讀到這兩個字的時候，我聯想到人與人之間接觸、產生的反應，可能是心理的，或生理的。但查詢維基百科後，我卻看到好複雜的物理描述。「碰撞」是在物理學中，表現為兩粒子或物體間極短的相互作用。「理想彈性碰撞」、「超彈性碰撞」之類的洋洋灑灑，還有一堆看不懂的符號。

這時候，我又感受到好像我的思考也沒自己認為的那般寬廣。我只看到我會的，我並沒有全盤看見這個人完整所學，就偏狹地認為「亞斯都是見樹不見林」。我的思考也很狹隘。

所以，有自動校正功能好？還是維持糾錯能力好？還是都好？都不好？還有待觀察。

目前我遇到關鍵性的文字，還是會主動拿給兒子看，問問他的想法。若引用兒子的文章，也一定經過他同意。

給兒子教育，陪他找尋合宜的應對方式，讓兒子不會在陌生人面前，憤怒地說：「媽媽亂講。」而是用眼神讓我知道，或是他發出「ㄟ」一聲。

彼此磨合出最好的合作方式，很棒，是吧！

後記

兒子國中、高中前期，很抗拒我，他不跟我分享學校的事物。只要聽到我的腳步聲，就把電腦螢幕關掉，筆記本蓋起來，連頭都埋在自己的臂彎裡。

一直到高二，兒子漸漸找到自己的未來與出路，他也才開始慢慢表達自己的感覺。

兒子告訴我：「你每次都亂講！」「你每次都亂寫！」（讓他好生氣）。**在兒子開始願意表達情緒後，我努力學習與他修復關係**。

起初，我不知道怎麼與兒子溝通，所以**我選擇從文字校正開始。我問兒子：「這樣可以嗎？」**

兒子會看了再看，思考一下，然後默默地把覺得不妥的文字刪掉。

每一次演講前，只要有與兒子相關的內容，每個字，我都經過他同意，也按照他的意思修改。不管是簡報或演講稿，只要兒子說不能出現的贅字，我一律刪除。等兒子大一時，他已經不再檢查我的文章了。

原來是我不會問問題

兒子大一的時候，我問他：「開學後，中午在哪裡吃午餐？」

兒子不回答。

我又重新問：「是自己在教室吃，還是去資源班吃？」

兒子不回答。

我又再改變問法：「有多遠？」

兒子還是不回答。

我「以為兒子不肯回答」，所以我對兒子說：「我放棄問話了。」

（寂靜一分鐘。）

沒想到，卻突然聽到兒子很認真，一字一句地說：「禮拜一有三百公尺……大概是兩百公尺，加一百公尺。」（兒子停頓、思考了五秒。）

「不對，沒兩百公尺那麼遠。」

兒子又閉著眼睛（寂靜十秒），說：「一百六十或一百七十。」

然後又補充了一句：「我說的是實際距離，不是最短距離。」

我跟兒子說，一般人不會要求這麼精確，你只要回答「在ＸＸ大樓吃飯就可以了。」

兒子說：「你說有多遠。」

讓亞斯孩子知曉「社會化」的答案應該是什麼

原來問題是出在我不會問問題。

事後我想到，兒子心裡疑惑的是星期一、三都不一樣，不是食物不一樣（他幾乎都吃一模一樣的東西），而是上課的地點（不一樣）與買東西的地點（應該在同一家店）

距離不一樣。這也是兒子會卡住，沒辦法回答的原因。

後來資源教室老師發信告訴我：

對我們而言，聽見的是「用餐的地方」，可是他認知到的是「吃午餐」這整個過程。也就是從教室出來後，再到學生餐廳買東西，買完再回到資源教室用餐，所以其實他應該在思考該怎麼回應「地方」這件事。

剛好聽見你給了個問題「多遠」，所以他選擇用這種方式來回應。我認為你後來的方式滿好的，可以告知他「社會化」的答案應該是什麼，讓他有常模可以學習。也謝謝媽媽提供這件事，給我未來加強他口語表達能力的一個方向。

我真的很幸運，再度得到資源班老師的支援和方向。謝謝老師。

後記

兒子的進步以「半年」為單位，大約每半年會有一個進展。原先只有是非對錯的黑白世界，進展到可以有灰色地帶的容錯縫隙出現。

我先生呢？我與他長期溝通，也是會有進展，但因為固著了五六十年，相對的，要溝通的時間就需要更長。但還是有效，不過至少要以「年」為單位，才稍稍有改變。

彼此高度不同，想法與做法都要調整

沒看到孩子的困境

在網路上看到一張大象帶小象過河的照片，讓我印象深刻。其中，大象只濕到腿的高度，但小象卻濕到了頭的高度，幾乎滅頂。大象自顧自往前走，過河時，並沒有意識到小象的高度，以至於小象顯然被水淹沒了。

照片中，我看不出來小象是否掙扎過，或是否有被救援。

蹲下來，學習從兒子的角度看事情

兒子在確診前，我從沒想太多，直到兒子完全適應不了我對他的要求，全面性的反抗。兒子不跟著我的方式，不按照我的命令前進。他開始裹足不前，甚至不信任我。我要兒子往東，他偏往西。

那時候，我並不明瞭，我必須蹲下來與兒子同高，才看得到他的困境，以及我必須調整自己，才能看到孩子的視野。

在我還沒發現兒子的經驗和能力都與我相去甚遠，我卻硬拖著他過河，把目標鎖定他得「跟別人一樣」。我拉著他渡河，卻沒回頭看他的高度。等看到他已經全身濕透了，我才知道他已經溺過水。

某次因不知名的原因，兒子不肯到學校，我氣憤地對他說：「不上學，你就給我出去。」

兒子果然出去了。後來我一邊找人，一邊哭。

這經驗讓我學會「再也不敢講自己無法承受的話」。後來兒子拒學，我對他說：「不想上學，就留在家裡。」

兒子拒學，反抗體制。在他完全不肯跟我說話時，我只好蹲下來，重新省視他的高度，看看他高度裡的世界。

有趣的是，當我蹲下來時，我也看到全然不同的光景。我想起「橫看成嶺側成峰，遠近高低各不同」這句名言。

兒子蜷縮在牆角，用頭撞牆

回溯兒子國三大考前，他因為焦慮，且發生了不知所以的莫名事件，他的情緒極度紊亂，以至於把教室門反鎖，將自己關在教室內。

事情發生時，我飛奔去學校接兒子。只見兒子蜷縮在牆角，用頭撞牆。兩個大人得用盡力氣，才能把兒子抱離教室。

當時，我心疼不已，也跟著嚎啕大哭。

但後來當我蹲下來，用不同的視野回想起這件事，我卻有了不同的收穫。我當時看到同班同學全部被鎖在門外，門外的同學因為害怕會留更晚而焦慮，但有的學生卻因為可以暫時脫離無止境的考試而興奮不已。

我想起我當學生及為人子女時，無論再怎麼傷心、難過，都是自怨自艾，從不曾，也不敢反鎖房門阻擋父母，或反鎖教室讓同學進不了教室。那一刻，我突然感覺兒子這個舉動很「勇猛」。

因為，有時候我也打從心底希望「把所有的人都拒絕於門外」，但我始終沒有勇氣這麼做，我畏首畏尾。看到一些不合理的事情發生，有時我想狂飆大罵，卻始終沒有勇氣這麼做，但當我蹲下來看兒子，兒子給我的新視野是，他有勇氣對抗這不合理的教育體制。

當然兒子把自己反鎖在教室內撞牆，看起來是很慘，但事情發生了，就是去處理。孩子會選擇這個方式，是因為他當下只會用這個方法，處理自己的不適。

後來學校老師幫兒子找到舒適、安全的地方休憩，所以之後當兒子有不安、躁動等負面情緒，他就會到那個特定的場所，讓自己靜下來。

當老師對我說：「學校不是只有你家這個孩子。」

我也學會從老師看事情的角度，去改變自己的想法。

兒子念國中時，在學校極度適應不良。某位老師曾對我說：「學校不是只有你家這個孩子。」言下之意，是兒子造成他們的負擔。我當下覺得這老師沒有解決事情的誠意，也覺得他根本不適合擔任老師這個職位；但換個角度來說，若我是老師，我必須面對兒子的各種狀況，我也會感覺無力。

後來有幸其他老師加入協助，兒子的困難才得以解決。我一方面慶幸得到貴人的幫助，也覺得老師講的確實沒錯，學校真的不是只有我家一個孩子，這個學校有幾千個學生啊。

生命中有很多思維都是一體兩面的，換個角度看，就會另有一番風景。當我開始認識高功能自閉與亞斯伯格這個名稱之後，我很容易就在團體裡，看到有濃濃泛自閉特質的人。

從兒子讀國中開始，我就常常得和某些「堅持所有的學生都要一樣」的老師溝通，而溝通幾乎都無效。

剛開始，我是用說教方式：「請老師尊重每個孩子的特質。不是每個孩子都要配一副五百度的眼鏡。」後來我意會到說服老師沒有用，就改弦易轍，在心底碎唸：「這老師應該是沒去做診斷的亞斯伯格，我幫你確診算了。」

幫對方戴上亞斯伯格的帽子，會讓我比較能夠「原諒」對方的固執。但這樣的「原諒」並不是「同理」，只是「接受」。

數學系教授的挑戰

某次我到大學演講，遇到一位數學系教授的挑戰。我的情緒被激到最高峰，因為對方連問十次一樣的問題：「自閉症會不會好？」

我的答案從來不是二分法。無法從「是」或「不是」中，二選一。

我說：「有教育，就會越來越好。」

對方不滿意，又問我：「你是不是聽不懂我提出的問題？我問你會好，或者是不會好，答案只有『會』跟『不會』兩種。你一直說有教育，會越來越好。你是聽不懂我的問題嗎？」

這時候，我懂了他的邏輯，原來他只想知道會不會好；「會」就努力，「不會」就放棄。

這天的演講，我最後還是給他「會」的答案，才有辦法繼續講下去。

不過，我在回答「會」的當下，我的心情是輕鬆的，因為我突然想到「很可能亞斯伯格就是我這一生的課題，我必須面對」。眼前這位「極可能有亞斯伯格症候群的數學教授」需要一個答案，所以我就給他一個答案，他也才知道自己能不能繼續幫助這個族群。

那時，我腦袋閃過一個畫面，那是張擇祥語言治療師陳述電影《王者之聲》帶給他的感動。他說：「什麼叫做痊癒？難道語言治療必須治療到這世界上每個人的聲音都一樣，才叫做痊癒。」

這個畫面讓我感覺到我可以在「會」與「不會」之間做抉擇。點點頭，讓對方覺得自閉症「會好」。「能獨立生活」、「能講話」、「能工作」，都可以叫做「會好」。

感謝這位教授讓我知道，原來我也有我的固執。原來認為所有的事情都有灰色地帶，也是一種固執。

橫看成嶺側成峰，遠近高低各不同；不識廬山真面目，只緣身在此山中。**不要與受困**

者一起困在情境內，跳脫走出來，你就會看到不同的面向，找到不同的思維與切入點。

經驗是最好的老師，亞斯亦然

不管是有亞斯或沒亞斯，經驗常常是很好的老師。

二〇〇三年SARS發生的時候，我先生緊張到不讓孩子去上才藝課。吃飯時間，先生自己盛飯菜到房間吃，不與家人互動。先生徹底居「房間」隔離。

二〇一九年，新冠狀病毒疫情大流行，我先生積極幫家人排隊買口罩。但他不像當年SARS流行時，他這次已能跟家人一起共餐，他只是不斷貼新聞的恐怖訊息而已。

有SARS經驗，真的很重要，而且也起了減敏作用。亞斯的固執會不會改變？會啊，經驗是最好的老師。對亞斯來說，亦然。

如何寬鬆固著孩子的思維？

應對孩子的固著，不能只有一個招數。

曾經有亞斯孩子這個不吃、那個不吃。我可以理解孩子的口腔敏感，某些食物對他們來說，始終像我們一般人生病時，不管任何食物都感覺是苦的、食不下嚥的感覺。

但是，如果遇到可調節的認知固著，我就會試試看，**我用邏輯應對他的固著思維。**

陪伴者可以嘗試各種「可能性」

例如，有孩子跟我說，他「紫色的食物不吃」。他不吃葡萄、茄子等等紫色的食物，那我就會問他：「葡萄的皮剝掉，你要不要吃？茄子的皮削掉，你願意吃嗎？」

還有亞斯孩子說：「名字有『椒』的都不吃。」也就是說青椒、甜椒、辣椒等等都不吃。那我就會問：「把名字改掉，你吃不吃？『椒』以後通通改成『甜』，青甜、辣甜，你願意吃嗎？」

當然這麼說，孩子可能還是不願意吃，但是**嘗試各種「可能性」，十次當中，常有一次成功的機會**。讓挑食的孩子有新的可能。

當亞斯孩子往往覺得答案只能有一個……

亞斯孩子的**「單一、侷限、固著的行為」，讓他們也常常卡在「答案只能有一個」的想法**。

我們協會會在同一個時期培訓三、四個亞斯青年助理，讓他們跟著我（理事長）和張家敏特教老師（祕書長）工作。培訓的目的不是要他們永遠跟在我們身邊，而是要讓他們能穩步增能。我們也會逐步放手，讓他們能進入能發揮真正實力的職場。這幾個大孩子都要跟著我們上情緒系列課程、正向行為支持課程等。從他們對自我理解的開始，到能夠和他們偕同工作，這樣緊密的合作關係，讓我對亞斯們有更深層的理解。

有一天的早上、下午，我各有一場演講。早上是到高中，針對老師們講「隱性障礙族群孩子拒學處遇」。我提到自己高中念了五年，因為一開始就知道自己不適合讀高商，所以也沒有考四技、二專，轉而考大學中文系，所以現在我出了四本書。下午的演講，聽眾們是國小教師，主題是「隱性障礙族群孩子的情緒處理輔導策略與有效班級經營」。演講中，我提到，因為我自己的孩子是亞斯，所以我出了四本書。同樣提到出了四本書，但理由卻不一樣，讓跟在我身邊的亞斯助理覺得很奇怪。她問我：「為什麼一樣出四本書，你會有兩種說法？」

我才驚覺，原來亞斯孩子覺得答案只能有一個。

那天，我跟這女孩懇談，我說明不同的情境有不同的說法。這女孩念過很多心理學的書籍，心智能力算強大，她很快就理解了，並且開始接受一件事情可以有很多理由，且可能由多種原因造成。

以面對面、有耐心地說明，讓固著的亞斯理解

無獨有偶，一個月之後，又有另外一個男孩發生類似的事。

端午節時，一個亞斯青年帶了他阿嬤包的粽子給我。我對青年說，記得幫我跟阿嬤說：「謝謝。」亞斯青年回家後，用 message 回覆我，說他已幫我跟阿嬤說了謝謝。

過兩天，我吃完美味無比的粽子，留訊息給亞斯青年，「請幫我跟阿嬤說謝謝，粽子很好吃。」沒想到亞斯青年回答我：「我說過了。」

他認為他已經說過謝謝了，他以為這兩個謝謝的意涵一樣。

當下，我知道這孩子以為謝謝只能說一次，所以我跟他說：「謝謝可以說很多遍。如果你要跟別人表達謝意，你可以買花、送禮、寫卡片，或者用嘴巴說謝謝也可以。」

結果他回我：「還是一樣啊，都是謝謝啊。」

我不知道該怎麼辦，所以我請教東區特教賴英宏老師，以及精神科林菁莉醫師，然後我按照他們建議我的方法，去與亞斯青年溝通。

當時，若我用口語或文字陳述，都會講不清楚，亞斯青年也會不懂這當中細微的差別，所以我聽從專業人員的指示，在我們見面時，我對亞斯青年說：「第一個謝謝，與第二個謝謝不一樣。前者是『感謝阿嬤給我粽子』，後者是『感謝粽子好吃』。」

長達十天左右的溝通

我將那天的情景還原如下：

我：「端午節那天，你拿阿嬤包的粽子給我，我應該說什麼？」

青年：「謝謝！」

我：「這是第一次謝謝。」

我：「兩天以後，我發現粽子很好吃，我想表示感謝，我應該說什麼？」

青年：「謝謝！」

我：「這是第二次謝謝。」

我接著問：「所以謝謝可以說幾次？」

亞斯青年恍然大悟：「所以謝謝可以說很多次。」

緊接著，亞斯青年很興奮地說：「對！禮多人不怪。」

這前前後後是一個長達十天左右的溝通過程。我看到這件事的重要性，所以我把這件事貼到大亞斯社團，也才讓我知道原來很多亞斯青年，本來都不懂這兩個謝謝的差異，甚至即使知道了，有些人仍然堅持謝謝沒必要說兩遍。

每個人固著的成因，固著的方式，著眼點都不同。**要怎麼應對他們的固著，讓他們寬鬆，我們要有更多元的方法**，才能應對，是吧！

家有特殊兒，要不要放棄工作？

同理、信任並陪伴孩子，比早療、放棄工作重要

家有特殊兒，要不要放棄工作，全程陪孩子療癒？家長都知道早療黃金期不能錯過，但不放棄工作的話，時間與精力會是很大的挑戰。

隨先生外派韓國的七年間，我都是單純照顧孩子的全職媽媽。雖然當時孩子還沒確診泛自閉，但是從小就病痛不斷，我的韓文有一大半都是在兒童醫院中練就的。氣喘，韓文漢字叫「喘息」，針筒叫「注射器」……

回到台灣，剛開始，我與兒子在同一所學校，我是代課老師，後來我們母子就常常在同一所學校裡一起上學、放學。

之後，我到電腦公司上班，也因為常常接到學校來電，需要到校處理兒子的緊急事務，所以也只能接兼職，不敢接全職工作。但即使是計時工作，我也曾被迫延遲上班時間，去接在校有突發狀況的兒子。

我的兩個孩子從小都是自己帶，雖然兩個孩子長大後，都抱怨我是個亂無章法的母親，想到什麼就做，也沒想到要跟誰商量。從教育角度來看，我肯定是備受批評的。

但即使是我這樣隨意的教養孩子，我們沒有固定的生活作息時間表，但兒子還是很自律的按時作息，妹妹即使隨意，也會把自己的分內事做好，讓人很放心。

為什麼會有這樣的結果？我覺得重點不是在有沒有早療，要不要放棄工作，好好教孩子？而是**有沒有好好同理孩子，信任他們的選擇，然後承擔後果。告訴他，我會在你身邊，一起解決。**

兒子在大雨中，不肯離開

兒子高中快畢業的時候，那天是八八水災前後的傾盆大雨，北部各地都淹水。當時兒子已經考上大學，但還沒拿到高中的畢業證書，因為他還在暑修英文與數學。

水災那天，我對兒子說：「這麼大的雨，交通應該都停擺了，可能不用去學校上課了吧！」但兒子不相信我的憑空猜測，他還是背著書包走出門。

我追上去，告訴他：「我可以打電話問學校。」

兒子回說：「不用。」

兩個小時後，兒子回來。他笑笑地跟我說：「學校真的沒上課。教室的門是關著的。」

結果第二天，他到校時，用手機打給我：「完蛋了，是換教室。」

兒子用字精簡，講完就掛斷電話。但我知道他的意思是昨天應該有上課，只是換教室，所以他沒去上課，暑修缺一堂，就會拿不到畢業證書，他完蛋了。

兒子打手機，代表事情很緊急，因為他的手機幾乎只用在「急難」時。

接到兒子的電話後，我知道接下來一定會出事，所以馬上打手機找學校的人。

但要命的是，此時，我才發現所有的聯絡機制都消失了。畢業了，暑修老師換了，不認識同學，連教官都換了，沒一個認識的。但我還是請在現場的教官馬上去找人。

半個小時後，教官打電話給我：「他在大雨中，不肯離開，看起來好可憐，我們已經把他拉到教官室。媽媽，你趕快來。」

此時，我已經在路上了，這是我早就預知會發生的狀況，但到了現場，我還是忍不住淚水一顆顆掉落。

接下來，兒子完全不說話了。

我奔波，與學校溝通

我對兒子說：「我要去學校處理這件事。你不是故意的。你並不知道突然換教室。」孩子不讓我去。

我告訴他：「我一定要去找輔導室老師幫忙，但你可以決定自己之後要不要回學校，把補修上完。」

學校當然知道兒子的困難，英文與數學老師都說兒子很認真，不會為難他，也要我跟兒子說，接下來好好把課上完、考完試，不會因為少這一堂課，就讓他不及格。

我回家後，把這件事說給兒子聽。

後來兒子就回學校，把功課補修完，也順利拿到畢業證書了。

把自己照顧好，孩子才有機會學會照顧自己

兒子國中時，我出車禍，撞斷了腿，無法去上班，於是和三個朋友合夥開租書店。

我選擇的工作時間是晚上，因為兒子白天在學校上課時，比較容易有突發狀況，我常常得去學校緊急救援。兒子晚上在家，只要沒有其他突發、讓他惱怒的「異常狀況」，造成拒學，他都會準時上床睡覺，準時上學，所以即使我得上班到十一點半，甚至幾乎每天晚上都十二點才回家，也還過得去。

不過，即使有突發事情發生，我的工作夥伴也會貼心地配合調職，因為他們都知道我的難處。租書店的利潤很低，但我們幾個工作夥伴都是愛書人，也彼此信任，不怎麼計較工時、薪水。這工作，雖然我看起來像是老闆，但事實上，我比較像是工讀生，時間不太固定，可以讓我「隨時趕場」。很謝謝夥伴們的共同協助，我們彼此配合，才能順利度過這十年。

但我必須說，很重要的一點是，工作是我成就感的來源，但也因此能讓我喘息。

我喜歡在工作時面對不同的夥伴，那讓我感覺自己比較有生命力，也能讓我轉移痛苦，多一些快樂氣息。

家有特殊兒，造成的經濟負擔真的很大，這也是我始終都保持類似 part time 工作狀態的原因。除了兒子要復健、要做心理諮商。我的兒子還有兩種慢性病，需長期用藥。

這不是偶然突發的，而是**很多特殊兒都有的問題。他們偏食、固執，對季節變換敏感，視、聽覺也敏感，造成很多連帶的附屬問題。家長要面對的挑戰，一重又一重。**

家長要不要放棄工作，專心照顧孩子？當然每個家長都有自己的考量。無論是回家面對孩子，或是選擇上班，以尋求喘息，**請記得工作不是一輩子的事，專心照顧孩子，也**

不是一輩子的事。無論如何，都請記得先照顧好自己，這才是最重要的。

你沒有辦法給孩子你沒有的東西；你把自己照顧好，孩子才有機會學會照顧自己。

「確認」很重要

有次兒子在網路上寫著：「『朋友』這個詞對我來說，有點奢侈。」我看了之後，當場心酸不已。

想起身為泛自閉成員沒有朋友的寂寞，我因此想與兒子談一談交友的問題。我想教兒子怎麼交朋友、怎麼與朋友互動，但我的思緒還沒整理好，就看到兒子又po文，打出下一句「所以『月友』就好了。」

我愣了一下，才看懂他的意思。這傢伙居然玩起拆字遊戲來了，「朋」字太奢侈，給一半就好。「月友」即可，也不必常聯絡。一語雙關啊。

原來兒子開心地玩著拆字遊戲，而我卻替他暗自神傷，真是白忙一場。

引導孩子表達自己，把話講清楚，可以減少不必要的自我投射或自我譴責。

我以為自己已經千錘百鍊，沒想到還是犯了「自以為對人家好，結果對方根本不要」的毛病。

壓倒式的反對?!

寒假之前，我與大亞斯青年社團的夥伴，已經經過兩年的磨合，除了每天在FB上談論問題，每個月還都有一次專業人員陪伴或演講的私密聚會。每次聚會，本來都是兩小時，但青年們幾乎都會多停留或延續數個鐘頭，難分難捨。

這一群孩子會出其不意地到我的租書店，繳費店閱外，還租漫畫、小說，也會出其不意地冒出來參加本店的其他活動，頻率很高。

於是，我認為時間成熟，開始著手策劃，想把這群大孩子帶到戶外，預計之後來個鐵道行之類的活動。但帶到戶外之前，需要先讓青年們漸進式地離開熟悉的環境，於是在寒假前，我先籌劃一個「夜宿租書店」的活動。這個活動從熟悉的環境、熟悉的人開始，若想帶 iPad、電腦，要看漫畫、小說，此處也一應俱全，我更計畫保意外險之類的細節。

沒想到，當我提出這計畫，卻得到「壓倒式的反對」。

他們說：「希望早點開始聚會，但是不要外宿。」

這反對如暮鼓晨鐘般告訴我，時間還未成熟，也提醒我還有努力空間，得耐心等待。

之前，我的租書店結束營業，大亞聚會因而改到台北南昌路上的慢慢 bistro 餐廳。我想這次應該可以集體旅遊外宿了吧？結果，我還是判斷錯誤。

以二〇二〇年二月二十三日為例，當天早上有三小時是大亞斯的演講，下午是大亞斯社團聚會，當天晚上，同一批人揪團去參加密室脫逃。一整天的相聚，之後不管是住在哪一個縣市（有台南來的），都各自歸營回家。

我想若我打算帶著大亞斯孩子一起出遊之類，還是會持續很長一段時間，都得到「壓倒式的反對」吧！（笑）

父母請把孩子的話聽完……

我曾經聽過一個故事。一位母親問她五歲的孩子：「如果媽媽和你一起出去玩，我們渴了，又沒帶水，而你的小書包裡恰巧有兩個蘋果，你會怎麼做呢？」

孩子歪著腦袋，想了一會兒，說：「我會把兩個蘋果都咬一口。」

可想而知，那位母親一聽到這答案，心裡有多麼失望。

母親本想對孩子訓斥一番，可就在話即將說出口的那一刻，她忽然改變了主意。

母親問：「能告訴媽媽，你為什麼要這樣做嗎？」

孩子一臉童真：「因為我想把比較甜的那一個給媽媽。」

我一開始讀這個故事時，未審先判，認定這是個自私的孩子，後來看到孩子是想把甜的蘋果給母親時，心裡非常感動。

不管這是不是真的，我都已經把這故事放在心中。**我提醒自己，與孩子相處，不但要把孩子的話聽完，也要做最後確認。**

父母穩，孩子也會跟著穩定

有次聚會時，朋友抱怨說，她小一的孩子對她說：「希望媽媽給我一天的自由。」其他的媽媽一聽，都急著對孩子曉以大義：「那你媽媽也不要煮飯給你吃，也不要洗乾淨的衣服給你穿……」

我當場跟幾位媽媽說：「我們不要講自己做不到的事啦！」接著，我低頭問小孩：「弟弟，什麼叫做自由？」小孩說：「不要叫我去拿東西（早餐）。一天就好。」

其實，孩子要的很簡單，是家長想得太複雜。

很多專業人員與資深的家長，基於經驗之談，都說過**不要過度保護孩子。讓孩子受點傷，短暫吃些苦頭，而習得一個長遠的技能或習慣，是重要的。**

但如果孩子診斷出自閉症，有些家長就開始買房子給孩子，他們想讓輕度自閉的孩子衣食無缺。而當孩子得到的很多，只要稍不如意，就責備父母、怨懟師長，因而難以成長、成熟、獨立的，這樣的例子也相當多。

我兒子小時候曾因穿太少，罹患肺炎，所以後來產生一定要多穿衣服，才不會生病的固執性。接著，他又喜歡重觸壓的感受，所以即使是三十五度的大熱天，他也都穿著厚厚的外套，無論我怎麼勸說，都沒有用。一直到兒子身上布滿汗斑，甚至有帶狀疱疹後，才改掉這習慣。

我建議父母，當孩子受傷時，請先不要驚慌，也不要有太多情緒。我沒學過多少技巧，但無意中，我也做對了。**重點是，要確認孩子當時的狀態「不舒服嗎？」「會痛嗎？」與孩子確認之後，再決定如何處理。**

最後，請父母記得，當父母穩定，被陪伴的孩子也會受影響，因而跟著穩定。

不「確認」，父母就不知道孩子在想什麼

亞斯青少年的視角非常特別，他們常讓我學習到，必須一再確認他們的想法。

有次，人際互動課程的戲劇扮演，三個人一組，各自安排角色演出，讓其他組猜測，他們所演出的電影內容。我家的孩子這一組演出《少年 Pi 的奇幻漂流》，我們都猜得到有一位會扮演少年 Pi，一位會飾演老虎，但是另一位呢？你猜得到他是飾演「船」這個

角色嗎？

這個扮演課程，讓我感受到原來「無生命的物品」的重要性，並不下於有生命的角色。

另一組就更有趣了。他們演出的電影是《鐵達尼號》，照樣分配三個角色。我知道大家想破頭，也猜不出來，所以我直接告訴你們正解。

這三個角色並沒有包含傑克和蘿絲，反倒是分別飾演了「船」、「冰山」和「人」。這次電影的戲劇扮演給我很大的啟發。若家長用一般的視角去看他們，很可能反而受限的，會是我們這群大人。

一堂學會妥協與尊重他人的課

另一次的人際互動課程，廖敏玲老師與家長們分享的課程內容，也讓我大開眼界。課程的目的是要達到「妥協」。老師準備了奇異果、柿子、玉米、洋蔥等多項材料，要大家一起做漢堡。有性格比較衝動的大孩子，馬上把奇異果拿走，說他不吃奇異果。接著，有人跟進說：「討厭柿子。」然後又有一人拿走玉米，就這樣，七八樣通通都被拿走了，只剩下孤零零的漢堡麵包。

這時，大家都意會到如果每個人都堅持己見，就會搞到什麼也沒有，所以有人就把奇異果放回去，有人把玉米放回去。雖然有人仍然堅持己見，不肯放回任何東西，但最後還是做出「有料」、但不好吃的漢堡。

好不好吃不重要，重要的是，**孩子在團隊合作的過程中，已經有幾個人知道，某些時刻，需要退一步妥協。但對於不肯妥協的人，也會給予尊重。**

學習團體中的分組合作，對孩子們來說是很重要的課程，大家都知道，但我因為經常跟大孩子們相處，我心中還有一個聲音，想告訴大家：「不要只聽到孩子們的聲音。這一堂課，若非經過老師解說，孩子回家後，會不會只說：『今天的課好無聊，就只是做漢堡。漢堡很難吃。』」

這天的人際互動課程結束，我問兒子：「聽廖老師說你今天當組長。當組長的心得如何啊？」沒想到，兒子回答我的是：「沒有啊，我沒有當組長。」

我猜測是兒子被選出當組長，他沒有答應，但他也沒反對要當組長。但是他思考很慢，而其他個性衝動的大孩子就開始行動了，以至於在他完全沒任何指揮行動的狀況下，大家就開始把材料一樣樣拿走，後來又把材料一樣樣放回來，以至於莫名其妙就把「很難吃的漢堡」做完了。

於是，我問兒子：「你知道你被選出來當組長嗎？」

兒子回答：「好像有吧。」

我再強調一次：**切記，切記，與亞斯孩子相處，「確認」真的很重要啊。**

沒有同理心，真的很糟嗎？

喪禮上的漠然，其實是驚懼

本來我以為同理心就是以身教教育孩子，孩子耳濡目染後，自然就會懂得了。但其實要教會亞斯兒懂這些事，卻是需要費盡心力。

就像電影《馬拉松小子》，在片中，母親不論是生病或是溺水了，孩子在旁邊，卻都沒有即刻的反應；也像《海洋天堂》電影裡罹患癌症，即將過世的爸爸，當他把小孩送到教養院的第一天時的無奈心情。

兒子讀小學時，我父親過世。在阿公的喪禮上，兒子不想面對，也不配合行禮，大人們只好把他帶離現場。

但經過一段時間後，我才發現兒子在發展出他的害怕失去，以及他的恐懼。

我會發現這過程，是因為在阿公過世後的某一天，兒子向我求救，他說他想知道死亡是怎麼回事，我感覺他困在死亡議題的焦慮中。但那時我因為失去父親，自己也陷入憂鬱，只拿給他看一本朋友借給我的書。書名我忘了，也不重要了。但我記得書中的世界，反而造成兒子更大的慌亂。

兒子的心理師建議我幫孩子買隻太陽鳥，讓兒子從小動物的餵養中，學到生命的照護養成。但沒想到這隻太陽鳥飛飛，沒養幾週，卻突然死了。飛飛的死亡，讓兒子產生極大的驚懼。

當時妹妹和她的孩子，暫時借住在我家。妹妹下班回來時，兒子則以絲毫分不清有多少憤怒及多少傷感的語氣，冷冷地告訴妹妹說：「小鳥死了。」妹妹的感覺卻是，小鳥死了，兒子好像很高興。

忘了兒子的生日

我妹妹問兒子，飛飛的死亡帶給他什麼感覺時，他並不直接回答，反而問我妹妹：「你知道○○年三月十二日是什麼日子嗎？」（請原諒我很不願意去回憶父親死亡的日子，那是讓我錯愕、傷心到失去記憶的一段時光。）

妹妹回答：「那一天是你的生日，以及阿公去天上的日子。」

沒想到，兒子補了一句：「還有植樹節。又多了一個人的忌日。」

三月十二日是兒子的生日，這天是植樹節，他的名字也因植樹節而命名，我們用了與種植相關的耕耘的「耘」字。往常，兒子在生日那天都會得到一個蛋糕，也有人會為他唱生日快樂歌。

平日，父親與弟弟同住在我家樓上。父親過世那一天，原本父親買菜，準備做飯，沒想到，下一刻就突然心肌梗塞過世。

我們一群慌亂的大人，傷心欲絕，別說為兒子準備生日蛋糕了。當天，我們甚至忘了為孩子準備晚餐。

因此，對兒子來說，三月十二日是一個極端不祥的日子。國父死掉，阿公也死掉。兒子對阿姨說，此時看到小鳥飛飛的死亡，讓他預見自己的未來。

兒子問我妹妹：「在這個家的六個人（六個人是包括我家四口、我妹妹和她兒子）誰會最先死去？」

這不是兒童天馬行空、隨興所至的發問，只要你認識我兒子、看到他的神情，你就會明白，他是極為認真的提出一個困擾他已久的問題。

我妹反問我兒子：「那麼，你認為是誰會先離開這個世界呢？」

我妹被我兒子的答案嚇了一跳，忙問：「為什麼呢？」

「我覺得應該是我。」

「光是自己嚇自己，我就可能把自己嚇死了。」

複雜的恐懼、悲傷、被遺棄等情緒

原來阿公的過世，兒子會哭鬧是有原因的，而且那是很複雜的恐懼、悲傷、被遺棄等情緒。在阿公過世到舉行喪禮的過程中，一開始，兒子用與世界為敵的態度，表現了他的情感。原來兒子一開始的冷漠與憤怒，那是兒子在沒人陪伴下，自然產生的情緒。兒子在阿公喪禮上的漠然謎團，終於解開了。

但兒子念國中時，我突然發生車禍，斷腿住院，兒子卻又不知道什麼緣故，不肯到醫院看我，這真是身為一個母親生命中嚴重的哀傷。我難過到哭不出來。

原來自閉症真的沒有同理心嗎？若我死掉了，兒子也不會有感覺嗎？這些疑問，讓我被迫得去理解「同理心」是怎麼一回事。

是同理心，還是社會化的行為？

後來，我因緣際會讀了約翰．羅比森（John Elder Robison）的《看我的眼睛》。從這本書中，我感覺好像是老天爺為我開了一扇窗，讓我去了解什麼是「原始本能的情感」。我突然了解，我過去所習得的是「社會化後的行為」。喪禮上聽到好笑的事情，本能是該笑出聲的，但禮教上，我們一般人已經被教育成「喪禮上不能笑」，並且已經被制約成自動化的行為。

《看我的眼睛》是我認為用來理解亞斯伯格對同理心的看法，最淺顯易懂的一本書，而且是用自傳體的方式，娓娓道來作者的內在世界。書裡解釋了作者怎樣用肢體、感官來感受同理心。

我閱讀完之後，與兒子確認。兒子說這本書所描述的內容非常貼近他的想法。是這本書，開啟我對兒子的理解。

書中有個章節，描述作者母親的朋友，講到某人的兒子在鐵軌上玩，結果被火車撞死。作者聽到這一段話，卻微笑了。驚恐的大人於是帶他去看精神科醫師，處理他的「反社會行為」。

事隔多年，作者長大後，敘述自己當年微笑的原因是「真高興我沒事」、「真高興弟弟和爸媽沒事」、「他一定是個笨小孩，竟然在鐵軌上玩耍」。這些非常內心的獨白，經由這本書，詳實地呈現了亞斯的內在世界。

作者說他對親近的家人和好友，真的會產生同理心，會焦慮、想吐，脖子的肌肉也會抽筋。有這樣的感覺，對他來說，才是「真正的同理心」。對於不認識的人的災難，他只會有「理性的同理心」。他不擔憂這類沒有意義的事情。他省下擔憂，去做真正有意義的事情。

外行人看這本書，覺得熱鬧、有趣，有邏輯思考、有條理，但**熟悉亞斯伯格的人，則看到許多「理解」，以及「與之相處之道」**。

單從敘事中，會看到大人眼中的問題兒童、惡作劇太超過的少年、無法融入職場裡人際關係的成人，從擔任KISS樂團的音響工程師到汽車修理業務，從逃離家庭到接納自我及雙親，從青澀的戀愛到結婚生子。作者道出他如何逐漸學會用一些記憶性、意志性的方法，「適切地」和他人互動。**這些敘述讓我思考起自己的社交行為，是出自真心？還是刻意的？或者我已自然而然被社會化了？這一切，都讓我思考真正的同理心是什麼。**

讀完這本書後，我去網路上搜尋資料，才知道約翰·羅比森有個弟弟，居然是我曾看過的《一刀未剪的童年》電影裡所描述的主角歐各思坦·柏洛斯（Augusten Burroughs）。

《一刀未剪的童年》作者回憶自己九歲至十七歲發生的事。他的父親是會酗酒又有家暴傾向的大學教授，母親則是罹患躁鬱症的女詩人。兩人離婚後，歐各思坦歸母親撫養，但母親卻直接把他丟給她的精神醫生寄養。這部電影是講一個在苦難環境中成長的孩子，追尋自我的故事。

從《看我的眼睛》去對照《一刀未剪的童年》，讀者完全看不到亞斯伯格兒子的情緒，也看不到家人對他的影響，閱讀《看我的眼睛》時，我只讀到一位獨行俠的紀事，但《一刀未剪的童年》，弟弟對於家人的感覺、期待、眷念、怨懟、失落等等複雜的情緒，他不斷反覆碎唸。

讀完這本書後，我更深刻理解，在**與兒子的相處上，若對兒子有需求，我必須清楚而明白的告訴他，且告訴兒子，該怎麼做**，例如「請幫我去便利商店買茶葉蛋」、「請幫我換傷口紗布」，給他簡單、明確的指令，且教他怎麼做，兒子就會慢慢、慢慢地學會。

兒子不是不關心我，而是他不知道怎麼面對

多年前，我又因長腫瘤再度住進醫院開刀時，兒子才告訴我，之前我車禍開刀，他沒

來看我，是因為他很怕待在醫院。面對陌生人的問話，他也不知道怎麼回答，還有，他也恐懼醫院的氛圍、白衣、濃濃的藥味等。

這時，我才恍然大悟，原來兒子不是不關心我，而是他不知道怎麼面對這些陌生的事物。從我出車禍到長腫瘤，其間間隔五、六年。這段期間，兒子因為長期在亞東醫院看診，也曾在醫院內做抽血、檢驗、核磁掃描等等，所以對亞東醫院的作業流程和氣味，他都越來越熟悉，因此，他現在比較不怕了，可以來醫院照顧媽媽了。兒子會在我上洗手間時，幫我拿點滴瓶，也會在三餐前主動問我要吃什麼，幫我去超商買。

而這幾年，一道一道的繩結慢慢地解開了。

突然，我發現兒子會在搭車時，走在我前頭帶路，甚至為我清除路障……不知從什麼時候開始，兒子也會開始在自己臨睡前交代我：「早點睡。」

去年元旦，我起床時不慎摔了很大一跤，臉朝地，流了很多鼻血，門牙搖晃。因為撞擊的聲響很大，把兒子吵醒了。

當我還在暈眩狀態時，耳邊就傳來兒子不疾不徐、堅定的聲音：「是臉著地？還是後腦杓著地？」

我回應：「臉。」

兒子不善言詞，我沒再聽到他說任何話，但是他扶我坐起來，遞給我一盒面紙。我在他冷靜的聲響裡，得到安心的感覺。

當然，面對突如其來的事情，兒子的處理能力還是不夠的，我也還是不期待他會在緊急時刻救我一命（笑）。但說真的，就情感而言，我已經很滿足了。

某一天，我發現自己好羨慕兒子可以不受混亂的新聞內容、突發的事件與外界吵雜的聲音干擾，**他甚至可以在我焦慮不已的時候，看著我的眼睛。對，沒錯，他真的看著我的眼睛，說：「慢一點（你太急了）。」**

兒子也會看著我的臉，問我：「這是什麼表情？」

兒子已經會看到我的情緒，並且用穩定、平緩的口氣，讓我減輕焦慮。

看似不懂得同理的人，卻給了最懂得尊重的建議

對於引起泛自閉家族高度討論的「同理心」，知名的天寶・葛蘭汀（Temple Grandin）

教授說：「常有人問我，怎能關懷動物卻又參與屠殺動物的行業？」

「我覺得我自己的情感生命好像似乎跟動物比較像，因為我的情感比較單純、比較外顯，而且像牛一樣。

「我無法理解的人類情緒是『否認』。有些父母發現孩子四歲了，還不會說話，但卻不願意承認孩子有問題。我無法理解這種讓情感蒙蔽理智的心態。」

在《星星的孩子——自閉天才的圖像思考》一書中，天寶．葛蘭汀發現了問題，接著就是書寫她的探索，與自己尋得的答案。看似不懂得同理的人，卻給了最懂得尊重的建議。原來，看起來難以改變的固執，也可以成就一個人。

講到同理心，我想起《莊子》外篇，秋水第十七：「井蛙不可以語於海者，拘於虛也；夏蟲不可以語於冰者，篤於時也，曲士不可以語於道者，束於教也。」

對於井底之蛙，是無法描述海的博大的，因為牠受到生活空間的侷限；對夏天之蟲，是無法描述冰的寒冷的，因為牠限於生命的短暫；對偏見之士，是無法講述道之無窮的，因為他受到以往教養的薰陶。

「……夏蟲不可以語冰……曲士不可以語道……」螞蚱春天生，秋天就死了。牠從來沒見過冬天，你講三季，牠會滿意，你講四季，吵到天翻地覆都講不通。

也許有人會問，那麼遇到爭執，不就什麼都不能做了？大部分的時刻，的確是如此。但為求一線生機，**當我有機會陪伴對方時，我會盡量給對方，我的期盼和遠景。**

井底之蛙如果抬頭看到天空，看見美麗的雲朵，那就可以跟青蛙說，我們要不要一起爬高點？更靠近雲朵一點點？那麼就有機會看到不同的光景？即使只是靠近一點點，也是有進展？是不是呢？

所以，在處理人的問題時，要因人而異，而不是同樣的辦法都適用於全部的人。

兒子懂得說「對不起」

兒子的成績單上有「人工智慧」這一科。我問他人工智慧是什麼內容，學些什麼。

兒子想了一下，說：「因為你對程式的理解膚淺，所以我沒辦法解釋。對不起，只能用膚淺，我不知道別的詞。」

我笑著回他：「你可以說，因為你對程式的理解『不夠』，所以我沒辦法解釋。你的『對不起』用得非常好，讓我可以了解你不是故意批評我。」

ASD家族的夥伴，應該可以懂得，能夠加上「對不起」這三個字，那是經過多少的摸索和練習才得來的啊。

同理心的功課，我到現在都還在做，並且充滿「驚嚇」。即使孩子已經能夠加上「對不起」三個字，也能對造成別人尷尬的狀況表示歉意，讓我知道他的學習有進展，但他還是有不少驚人之語。

就在不久之前，兒子很認真的告訴我：「媽媽，我跟你只有血緣關係。」這讓我有些心痛。思慮良久，我難過了好一會兒，但王道偉語言治療師建議我對孩子說：「還有母子關係啊，還有……」我把這些話轉述給兒子，但兒子用更認真的眼神看著我，說：「我真的覺得只有血緣關係。」

兒子的神情就是告訴我，「我知道你會難過，但我還是要說出我真實的感覺。」從國小中年級之後，我就沒見過兒子哭，我無法猜測若我哪天離開人世，他是不是會為我哭泣。**自閉症者是不是能有同理心？我真的很難確定，但我知道如果我跟他有更多溝通，他就更能懂得我的感覺，也就能夠更知道該怎麼表達他自己的真實狀態。**

「我跟你只有血緣關係」這句話的背後，其實是兒子已經先同理了我「能夠接受這個想法」，所以可以說出來。

但這也很可能是永遠難解的課題。所以，有時候，我也會反過來同理他們。

同理他們心目中的那把尺

有次，我在大亞斯聚會時，提到我曾雇用亞斯氣質很濃的工作人員，但反覆的客訴搞得我疲勞轟炸，當時我覺得患有亞斯伯格症候群的人，可能不太適合服務業。

亞斯青年問我，為什麼會產生客訴。

原因出在逾期罰金。一般借書、借片的逾期客人都願意付逾期罰金，但有時候是客人家裡出了意外，甚至是自己出了車禍。對於這樣的意外，我們一般人基於同情，都會給客人通融，有時不但免收罰金，還會安慰對方。

但這位亞斯店員在這方面絕不通融，搞得客人生氣、難過，甚至有人還私下打電話給我，希望我解雇這位員工，說：「花媽，你太護著你的店員了。你心太軟，捨不得解雇他，但這會流失你的客人。」

亞斯青年們聽到這裡，覺得很不合理。既然是客人的錯，當然客人要自己承擔逾期的後果，任何理由都不該通融。

我懂他們對法律條文的堅持，但**此時此刻，我不再對他們講「情」，我「同理」他們的法。**

很多人都認為溝通是雙方都有意願，才能溝通，確實如此，但在**溝通上，泛自閉的族群比一般人弱很多，如果陪伴者願意學習去了解他們、陪伴他們，他們會表達得更順暢。**

給他們方法，也給他們時間練習。不，我應該說，我們彼此都還在摸索、學習中。

因為困難，所以更要成長

一開始，我很單純的認為：「不過就是畢業旅行嘛！」我並沒有意識到這個過程會有那麼多人參與，更沒料到之後會有來自四面八方的聲音。

一切都是從我看到畢旅通知書開始的。通知單上第二十六條寫著：「請衡量身心狀況，決定是否參加本次活動。學校只能提供常態性之照顧，重大疾病（或易突然發病）者，建議不要參加本次活動。」

當時徬徨無助且困頓的我，偏狹、主觀地認定那是針對兒子而設立的條款，我感到受傷、憤怒。

兒子把畢業旅行的問卷遞給我。我看著這個無聲的動作，反問兒子：「你想怎麼辦？」

「三胞胎很可憐。」兒子天外飛來一句。

這回答聽起來像雞同鴨講，但經過這麼些年，為娘的早就被兒子訓練成推理能手了。

我當然懂他的意思。他有同學是三胞胎，父母得繳四千兩百元×三人＝一萬兩千六百元，很貴，所以這一家人得付好多錢，很可憐。同時，兒子也精簡地傳達他覺得這趟旅行得花很多錢的想法。

我針對這問題，對他說：「四千兩百元還好啦，但你想去嗎？」

換來的是一陣沉默。

兒子面對不知道該怎麼辦的事，一概以不回應處理。

心理師找到突破的點

我想起兒子之前的國小畢業旅行，是由非常有經驗的輔導老師帶領。當時不但有特教老師隨行，輔導老師也安排了幾位同學，隨身攜帶陪伴兒子的方法與原則小卡。有人在前引導，有人善後。

雖然有如此縝密的安排，但兒子回來後，還是形容那次的國小畢業旅行「一團混亂、痛苦不堪」。

兒子討厭喧鬧的遊樂區，但更討厭留校自習，而我不想提醒他還有第三種選擇，就是「留在家裡」。

過了十幾分鐘，兒子有答案了。他說：「我不想留校自習。」而不是說：「想參加畢業旅行。」因為兒子的意願不高，我開始思考要怎樣讓他「想參加畢業旅行」。

於是我請心理師開導他。心理師引導兒子，建議他，可以帶相機去拍攝同學坐自由落體時的古怪表情，再拿著照片去「威脅」同學。

這個想法，讓兒子感到非常興奮，他決定要參加畢旅。

當時兒子已經接受輔導一陣子了，但一直沒什麼進展，所以找到參加畢業旅行這件事情當誘因，讓我很興奮。

看完診，我跟兒子開心地商量買相機的事情。

關於心理師的建議，使用這個方式雖然有效，但是得小心，要確認孩子並沒有誤解，也要確認孩子能了解這是開玩笑，並讓孩子了解一般人可接受的玩笑尺度。

導師處在學校和兒子之間的兩難

但在離開診療室，回學校上課的路上，我接到導師的電話。

兒子的導師溫柔、善良、體貼，對兒子關懷備至。在兒子國二拒絕到校上學時，曾兩度開車，載著班上同學來訪，並模擬各種情境，讓缺課多日的兒子願意回到學校上課。

但此時導師問我：「關於畢業旅行，讓孩子留在家裡，是不是比較好？」

導師在電話中說明：「我不是不想讓孩子去，但是……他在學校不肯上課時，都得有同學陪著他，可是別的同學自己也得上課，其他同學也得玩……」

我這才感受到國三的孩子與導師都在為接下來的大考所苦。他們真的很難像國二那樣有多餘的心力，照顧到兒子的身心。

而我家兒子面對國三壓力，先是自虐式的在學校撞牆，然後是把教室門反鎖，讓同學沒辦法進教室上課。

每次發生事情，我們都只告訴兒子，「不能這樣，不能那樣。」在特教輔導老師出現之前，沒有人想到要告訴兒子可以怎麼做，也沒給他一個喘息的空間，所以造成他後來在校內遊走、逃亡。

此時此刻，我強烈感受到自己和孩子被拒絕，也感受到孩子在學校帶給別人的麻煩，但也了解到導師一個人難以處理的艱難。我的情緒非常複雜。

主任建議我陪兒子參加畢旅

隔天一早，我便到學校和輔導老師溝通，商談兒子得遵守的畢旅內容和規定。討論完後，教務主任來找我，他表示學校擔心掌控不住孩子，怕兒子拗起來，沒人可處理，且要求我，最好跟著孩子參加畢旅。

我請主任讓我想一想，因為我膝蓋剛開刀，腳傷未癒，山區路途又顛簸，我怕反而會造成大家的困擾。

主任表示可以讓義工媽媽幫我推輪椅。我表示還有其他問題待克服，我先生在大陸，家裡還有另一個念國一的女兒得照顧……我給了一大堆不能去的理由。

離開學校大門後，一個個不想陪兒子去畢旅的理由，更在我腦中如泉水湧現。

我想到兒子會說：「我會嘔吐、我怕骯髒的洗手間、我討厭遊樂場……」

想著想著，我突然了解自己是那麼的逃避。我開始陷入深沉的自責，否定起自己。

晚上，我幾度向兒子說：「你真的想去畢業旅行嗎？也可以留在家裡啊！」「不必去劍湖山，平常也可以拍照啊！」「我看了行程，三天下來，你能做到在畢業旅行前不跑出教室、在畢業旅行中可以照顧好自己、不脫離團隊、一大半時間都在坐車，你真的想去嗎？」

我舉了無數的想法，極力想逼退兒子，但兒子堅持要參加。

隔天，我寫信告訴導師及輔導老師事情的經過。輔導老師表示有多種選擇可行，她會邀請行政部門一起開會、協談，尋求最佳的畢旅模式。

不料，都還沒開始協談，卻接到輔導主任說兒子在「校內遊走」的電話。主任說兒子在校內遊走，讓學校很擔心他的安危，所以需要家長陪同參加畢旅。主任也再度表明，如果我不方便行走，可請志工幫忙推輪椅。

於是，我打電話給心理師，問接下來該怎麼做。

心理師表示好不容易找到兒子的目標，希望能藉著參加畢旅，讓兒子有生活的動力。

她要我跟兒子談一談，兒子所期待參加畢旅的方式。

用文字溝通，得到承諾

因為兒子一向不肯面對問題，所以我先把要問的問題，整理成書面資料，希望等他冷靜，願意回答問題後，能夠做出承諾。

兒子對於他白天離開教室，隻字未提。

我問兒子：「考試成績如何？」

他回說：「退步九十幾名。」

我笑說：「你應該不會退更多了，下次可以拿進步獎了。」

然後兒子就笑了。有笑聲，就代表兒子可以回答問題了，所以我把預先寫好的信給他看：

兒子：

今天教務主任打電話給媽媽，說你又跑出教室。主任覺得你可能在參加畢業旅行的過程中，亂跑，不聽他們的話，所以他希望媽媽跟你一起去，或者希望你不要去參加畢業旅行，留在家裡。

媽媽想知道你今天為什麼在學校遊走，你是不舒服？生氣？還是不知道要怎麼辦，才離開教室的？媽媽希望你告訴我原因，也希望能幫你解決困難。

如果你很想去畢業旅行，也可以做承諾。那媽媽可以陪你去。記得哦！如果你可以承諾不脫離團隊，那你就不需要監視器了（兒子認為媽媽是監視器）。

下面有四種選擇，請選一個回答媽媽。

1參加。不需要媽媽陪同。

2做到在畢業旅行前不跑出教室、不脫離團隊。由媽媽陪同。

3不參加畢業旅行。

4其他（自己想可以怎麼辦）。

兒子沒有選擇任何一項。

頂樓不是五樓

我等兒子冷靜下來，過了一陣子，才問他關於「遊走」的事。

我：「你為什麼到處遊走？」

兒子：「我沒有遊走。」

我：「那你為什麼去頂樓？」

兒子：「我沒有去頂樓。」

我：「那你去哪裡？」

兒子：「我在五樓。」

我：「五樓不是頂樓嗎？」

兒子：「我說過五次了。」

我：「五樓不是頂樓，如果我搞錯了，你得說清楚，讓我知道啊！」

兒子：「你每次都搞錯。」

兒子：「頂樓是六樓。我說過五次了。」

我：「但是我聽不懂啊！你說頂樓是六樓，我就聽懂了啊！」

我思考著，要如何切入我要談的主題。隔了一會兒，我對兒子說：「你離開教室，他們怕你會發生危險。老師一靠近你，你就跑掉。這讓他們很擔心你去劍湖山旅行時，會不聽他們的話，他們怕到時候你生氣，決定自己留在劍湖山，不回家。」

隔了一會兒，我對兒子說：「你離開教室……」

兒子：「我在四樓。」

很好，孩子肯正面回答，不閃避問題了，就可以繼續談下去。

我：「四樓沒有教室嗎？」

兒子：「有教室。有自然教室，還有音樂教室。」

我：**「媽媽知道你會照顧自己、很安全。你也知道自己很安全，但是別人不知道，老師不知道。你要讓別人放心，不管你在四樓或五樓，你都得讓別人知道，讓別人放心，讓他們知道你會在哪裡。」**

兒子：「我有說。」

我：「你說話，要確定有人聽見才可以，你可以找老師或〇〇〇（某位會照顧兒子的同學）告訴他們，讓他們放心。」

我把對話拉回畢業旅行。

我：「你為什麼想參加畢業旅行？」

兒子：「……」

我：「你記得小學六年級畢業旅行的事情嗎？」

兒子：「亂七八糟。」

我：「那這次去劍湖山會不會也是亂七八糟？」

兒子：「……」

我：「你想去看九二一現場？」

兒子點頭。

我：「想看九二一現場，可以另外找時間去啊！」

兒子：「不可能。」

其實兒子出了學校，他根本不會，也不敢離開大人的視線。這件事，兒子知道，我知道，心理師也知道，但是行政單位不知道，即使知道，也會擔心學校必須擔負的責任。

我知道必須教導兒子，理解他和別人的認知差距。

兒子不認為自己的行為是「遊走」，他認為自己是「安全」的，他認為自己已「告訴別人」。對於兒子一再表明自己並沒有離開教室，我已經完全相信他了。因為他不具備高明的說謊能力，我知道，一定是哪裡弄錯了，被誤解了。

後來透過心理師的引導，我才明白原來兒子會大怒，是源自導師交給兒子的一張契約。

亞斯伯格症的孩子，不一定會無端發脾氣，唯有找出真正的原因，才能平息他們的怒氣。

後記

有一種關於自閉症的形容，叫做「心盲」，這是一種「心智理論」缺陷說法。心智理論是一種推論自己或他人的心理狀態，包含情緒、信念、欲望、想法等的能力。最經典的測量心智理論實驗是兩個學者在一九八三年提出的。

實驗的時候，會先讓參與者看一系列的圖畫。圖畫中，顯示莎莉把石頭放在A處，之後莎莉離開了，另一個女孩安把石頭從A處移到B處後，此時莎莉回來了。研究者會詢問參與者一些問題：「你覺得莎莉最後會到哪裡去找石頭？為什麼？」

自閉症者常常把答案選成B，因為他認為自己看見，別人也會看見。

各位讀者，若你想理解並且應用到教學上，我推薦這本心理出版社的好書《教導自閉症光譜障礙者心智解讀——工作手冊》。

找到生氣的原因——契約事件

我知道亞斯孩子很讓學校頭痛，但是用簽契約的方式，卻不是正常的溝通管道。

這招對孩子不但無效，還更可能激發他的怒氣。

國二時，導師交給兒子一張契約，希望藉此契約，能改正日後孩子的亂跑行為。導師立意良善，方法也很好，但因為事前溝通不夠，以至於兒子大怒。

契約的內容，兒子看了後非常生氣。

兒子正在上清朝歷史，他覺得這是「不平等條約」，所以回家時，並沒有拿給我看，一直到隔天早上，我們去診療室，我才知道有這張契約的存在。

一切都有了答案，原來兒子「遊走事件」的發生，是源自於這張「不平等條約」。找到兒子生氣的原因，心理師問他：「為什麼離開教室？」兒子還是堅持自己沒離開。因為自閉症的孩子不具備高明的說謊能力，所以我們相信他，也開始釐清要點。

真實的情況，是兒子真的沒有「離開」

結果，真實的情況是全班都到美術教室去上課，但下一節課，當全班都去操場上體育課，兒子因為生氣，沒跟去（也可能是因為腳痛，沒辦法去。當時兒子常有不明原因的疼痛，檢查很久後，才知道是僵直性脊椎炎），所以留在美術教室。

兒子認為自己「留在美術教室」，並「沒有離開」。後來其他同學找不到他，就說不知道他跑到哪裡去了，其實他好好地待在美術教室裡。

對兒子來說，他真的沒離開現場，他是留在美術教室。在兒子的想法中，其實是全班同學離開，去上體育課了。

兒子後來更生氣，因為他自認沒亂跑，他認為自己「沒有離開」，而別人卻「胡說」

他「亂跑」；兒子覺得老師說他「遊走」，同學說他「離開教室」跟「亂跑」，通通都是「亂講」。兒子極度要求精確，字字斟酌。他非常討厭別人亂講。

因為誤解的部分被了解了，兒子開始願意和心理師談話。

心理師繼續和兒子談，為什麼要簽「不平等契約」及怎樣簽署「契約」。

兒子在診療室裡壓著契約，他反覆地說：「不平等條約。」

他們倆談了些什麼內容，我並不知道。我只知道簽署的目標是：兒子會遵守規定，但媽媽不要跟隨參加畢旅。

對於亞斯孩子的說話內容，請務必要一再與他們核對

對亞斯孩子的說話內容，要一再與他們核對的例子很多，我再說一件與這類似的事，讓大家明白。

有一天，小學五年級的政宇早上要上人際互動課，下午上桌遊課。早上的課上完了以後，政宇去吃完飯，很快地又回來教室，準備上下午的課程。

政宇一到教室，就坐在老師的位子上。下一個進教室的同學看到了，馬上說：「你很奇怪耶！那是老師的位子，不能坐。你難道不知道嗎？」

政宇說：「不要你管。」

同學A很生氣，就跟政宇吵了起來。

接著，同學B進來了。看到兩人在吵架，也加入戰局：「你本來就很奇怪。你常常做些奇怪的事。」

政宇說：「你才奇怪，你神經病！」

在吵鬧不休的時刻，老師和我都進教室了。在不明白發生什麼事的狀況下，我問政宇，要不要先跟我到隔壁的教室，緩和一下情緒。

政宇說：「我不要，我就是要在這裡生氣！」

因為其他的同學也有受教權，所以我就與桌遊老師商量，讓政宇留在這間教室裡，其他同學全部到隔壁的教室上課。

沒想到，政宇馬上站起來說：「你們去哪裡，我就要去哪裡。我就是要你們上不了課，你們這些王八蛋！」

政宇已經大怒，情緒失控，所以我們請政宇媽媽把孩子暫時帶離教室，緩和情緒。結果政宇說了一句話，讓我眼淚當場忍不住就掉了下來。

因為政宇跟他媽媽說：「早上的老師說我很乖，下一節課，可以坐在老師的位置。」原來政宇弄錯了，早上人際互動課的老師說政宇很乖，可以下一堂課坐老師的位子，是指下個禮拜的人際互動課，可以坐老師的位子。政宇弄錯了，以為下一堂課就是下午的課，所以才大剌剌的坐在老師的位子上。

政宇根本不明白自己為什麼會被罵，所以氣急敗壞，理智線斷掉，大發雷霆。政宇沒有感受到雖然是同一間教室，可是不同的老師，不同的同學，不同的課程，根本不是同一件事。政宇的認知理解錯誤了，但是他渾然不覺。

而我會哭泣有兩個原因。第一個原因，是我看到幾乎是兒子離開教室的版本的重演而觸景傷情。

第二個原因，是我那一天沒有提早到教室。如果我是第一個到教室的人，我會輕聲地問政宇：「你怎麼坐在這裡？」而不是大聲斥罵、責備。

我非常希望看到這篇文章的人，以後都可以做友善的第一人。避免認為別人是故意犯

錯，減少指責認為對方是故意的，並給予溫暖、關懷確認，這樣會減少很多衝突。

要求字字精準，不可有模糊地帶

對於契約，結果，兒子調整了他自己可接受的契約內容，並簽字。

下圖的內容，塗改部分是兒子更動的。

兒子把不願意的部分加註解，也認為契約中第二點的文字內容有問題，他得洗澡、得上廁所，「絕對」不可能「一定會和同學在一起」，所以他修改文字

我是＿＿，我願意遵守下列原則，讓我自己有個安全、愉快的畢業旅行：

1. 畢旅之前（包括回來之後），不無故離開上課場所，即使離開，也必須待在 902 教室，或技藝大樓 8 樓（中心1-5），同學不須要陪我。

2. 畢旅 3 天期間，一定會和同學在一起，不單獨離開同伴。

3. 畢旅3日間，遵守集合時間、地點。

簽名＿＿

內容為「半徑兩公尺的圓形區塊」。當然囉，兒子修改的條約範圍合理多了（笑）。

至於第三點「畢旅三日間，遵守集合時間地點」，是他自己加上去的。

兒子居然加強了自己想遵守的內容

感覺事情已經告一段落，我的心情輕鬆不少。看著兒子的簽名，他仔仔細細地刻畫文字，精確記錄簽署的時間，二〇〇五年十一月三日十一點五十八分ＡＭ〇秒整（他覺得簽署時間很重要，自己加上去的），我感受到兒子正在慎重地刻畫自己的成長，再度忍不住笑了起來。

後記

與亞斯的孩子溝通，請注意，他們很容易卡在字面上的解讀。我跟孩子說話，幾乎都是直述句、肯定句，就像跟外國人說話般的簡單、清楚、明白。

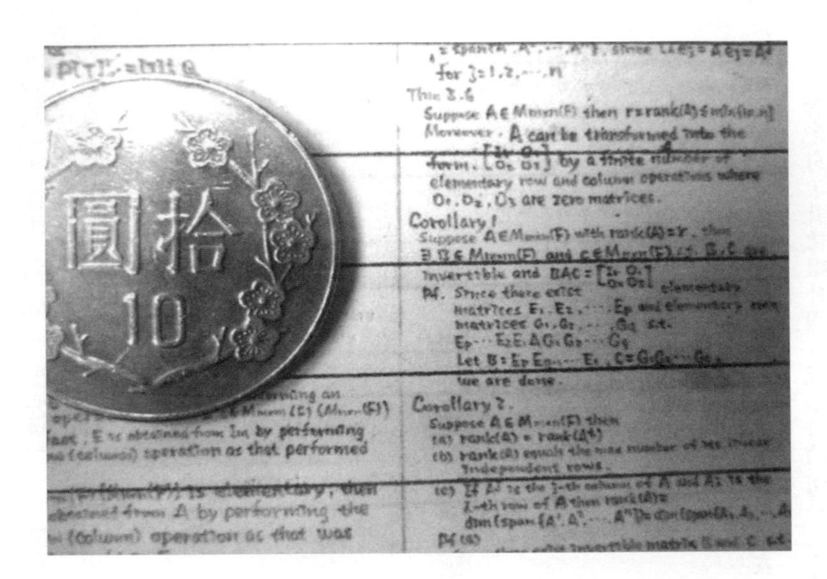

以上面這張圖為例，這是我兒子高中時上課寫的筆記。

老師看到筆記上的字很小，於是對兒子說：「這樣寫，我看不見耶。」

兒子回：「你可以不要看。」

兒子的回答看似挑釁，但其實並沒有挑釁的意思。

因為老師說看不見兒子的筆記，並沒有說字太小之類，於是兒子就直截了當的回答「你可以不要看」。

而我深諳與兒子溝通的方法，所以我就直接把目的說清楚：「你可以把字寫大一點嗎？」

兒子回：「我享受刻鋼板的感覺。」

言下之意，就是他不願意改變。

當兒子態度堅定，我們達不到共識的時候，我再告訴兒子，我尊重他喜歡刻鋼板的感覺，但是我期待他能把標準放寬鬆一點，也就是**與他商量灰色地帶**。

我**說：「你可以繼續寫這麼小的字，但是上台做報告的時候，字還是要寫大一點，才能讓其他同學看見。」**於是我們達成了協議。

請記住，特殊孩子的進步至少是以「半年」來計算，請維持積極、但不過度的心態，和教育團隊、醫療團隊合作，這樣比較能讓孩子的行為改善，預防他們情況惡化。

最後，請你穩定陪伴孩子，讓孩子能慢慢減少被協助。當你能慢慢放手，孩子就有機會獨立自主，為自己日後的人生負責。

釐清畢旅對兒子的意義

本來以為事情已經告一段落，但是沒想到兒子下午回到學校，把簽好的契約交給老師後，我隨即接到導師的電話。

憂心、焦慮的導師與我商量，請我跟著去參加畢業旅行。

我說我了解學校的為難，導師說她也想讓兒子成長，但可不可以不要選畢業旅行這幾天。

在這過程中，也有人要我簽「切結書」，擔負兒子可能不聽指揮的後果。

這個學期，正值學校行政大調動，輔導主任、特教組長都是第一次擔任這個職務，並且不太了解什麼叫做「高功能自閉症」，行政單位誤認兒子拒學是因為罹患憂鬱症，並在兒子怕吵、需要安靜的獨處空間的表現時，誤以為兒子要傷害自己。他們想要保護兒子，拉住兒子，不讓他發生意外，卻沒料到這樣的舉動讓兒子更害怕。兒子躲藏的位置越來越隱密，也讓問題變得更複雜。

我當過國小導師，帶領過兩次畢業旅行，過程中，也曾發生班上同學在畢旅期間失蹤的意外。事隔多年，這件事仍是每年畢旅時，所有六年級導師對全班同學訓誡「同學彼此照應，不可脫隊」的教材。我也經歷過食不下嚥，懼怕學生發生意外的事，所以對這種「畢業旅行帶團預期性焦慮」很能感同身受。

我知道身為導師的難處，在此時，這個行政支援薄弱的場域裡，可能會覺得自己孤立無援。我理解導師的孤單、無力與擔心，但是我也得思索兒子的權益。我請導師等我思考兩天，我再回覆導師。

我思考的重點不是切結書，而是要釐清畢旅對孩子的意義。於是，我告訴導師，我不會讓兒子單獨去參加畢旅，但我心裡仍覺得自己被拒絕、受傷害了。我心裡暗自想著：要去，就我們母子都去；不然，就都不要去。

接著，我與輔導老師聯絡。輔導老師卻說不必簽切結書，一切等所有相關的人與學校行政單位一同坐下來談後，再做決定。

輔導老師說，即使目標是讓孩子成長，讓他學會對自我負責，媽媽還是可以跟，但跟隨有很多種方式，我們可以繼續討論跟隨的方法。

我又去問了心理師，心理師卻提出截然不同的看法，她建議我簽切結書。心理師表示要盡可能讓孩子和大家一樣，盡量不強調他的不同。

心理師表示，既然兒子已經簽了契約，最好讓他參加畢業旅行。**「我們好不容易才找到他有興趣，肯努力的動機。這是讓孩子學會承擔、學會對自己負責的好機會。」**

心理師建議從以下幾方面著手：

1. 請「同學」協助，讓老師放心。
2. 請我告訴導師，在畢業旅行過程中，只要兒子有違反規定，就打電話給我，讓我馬上到現場處理。
3. 請輔導老師想辦法幫忙讓導師放心，安撫導師不安的心情。

各方專家的意見不一致

心理師建議我與教務主任談一談。因為心理師覺得我得讓學校知道兒子不會亂跑，而如果簽切結書，可以讓學校安心，那麼就簽。

心理師說：「孩子本來就有權利可以參加畢業旅行，你不必管學校怎麼想。」但這讓我慌了起來，我處在其中，不知如何是好。

放下電話後，我哭了起來（事後，我和心理師提到她的強硬，讓我害怕、徬徨，她說她當時也在處理我的軟弱與遷就）。

六神無主的我，哭著打電話給我大姊，說明事情的經過。

大姊表示：「重點是，得讓老師放心。」

大姊提到她願意開車載我去畢旅，我們跟隨學校的遊覽車，讓學校知道，萬一發生任何事情，「我們家人會隨時處理」。也讓學校知道，我的目標是讓兒子成長，而不是放任不管，把小孩丟給學校。

心理師認為我可以跟隨，但這次參加畢旅的意義在於讓孩子知道他的行為會「對環境產生影響」，所以建議不要讓孩子知道我跟在身旁。

因此，我決定在畢業旅行期間，就近在畢旅地點附近等候。讓學校知道，萬一孩子有狀況，我都能在短時間內到達現場處理。也讓學校的行政部門了解，我並不是只把孩子丟給學校、不願負責任的家長。

當務之急，是減輕導師和主任的部分焦慮，讓他們知道，其實兒子的狀況都在好轉，也會注重安全，請他們放心。之後，心理師打電話給教務主任及輔導主任，讓他們了解這一點。

當我教兒子累了、沒方法的時候，有時候，我也會想放棄，甚至有時候，我也會想痛揍他一頓。之前我在學校當導師的時候，遇到行為不檢的學生或家長，也常常感到無能為力。所以，不管是老師、家長或行政人員，**任何人在困頓的時候，都需要被拉一把，需要有人指導、給予方法。**

理解當兒子遇到困難，把自己關在掃具間的心情

但心理師提醒我，要注意導師因為孤立無援而可能衍生的問題，所以請我注意兩件事：

1. 導師可能過度解讀契約內容，動輒得咎。

2. 規範接下來孩子在畢旅中的活動內容。

果然，隔兩天，導師打電話給我，說兒子不知道什麼原因，應該要上英文課，卻停留在廁所前，不進教室。「廁所」是「契約」的模糊地帶，「廁所」的地點在「教室旁」。導師覺得兒子有足夠的聰明，挑戰契約內容，所以要求兒子得說出為什麼停留在洗手間，不進教室。如果不說明，就算是違反契約了。

我嘴上回應導師：「我明白了。」但心裡卻想著，心理師說的「過度解讀」事件，真的發生了。

我不知道應該怎麼辦，是先找心理師，還是應該找輔導老師？萬一他們的意見又不一樣，那麼，我該聽誰的？我哭了起來。那一刻，我希望有個安全的地方，讓我可以躲起來，誰也不見。

但在剎那間，我也真正理解兒子每次遇到困難時，把自己關在掃具間的心情了。

峰迴路轉

在我手足無措時，突然接到導師的電話，導師的語氣非常興奮。導師說在畢業旅行期間，有人可以照顧兒子了，因為很熟悉兒子狀況的註冊組長將同車參與。

這位組長曾經擔任這個班八年級的實習老師，對兒子關懷備至。當確知兒子將有註冊組長隨行後，導師雀躍不已。導師憂心我兒子沒人照顧的問題，總算解決了。

導師很愛我的兒子，她真的希望我兒子有安全的畢旅。如果有人可以照顧兒子，那麼，她就希望兒子可以參加畢業旅行。但對我來說，「違約」這件事，才是兒子這個階段的重心，這要怎麼處理呢？

對心理師和我而言，我們是藉用兒子極欲參加畢旅的動機，要他信守約定，要他學會控制自己的行為，這件事情的意義，比有沒有參加畢業旅行還重要。

導師表示，她會再度問兒子原因，也會和我們一起處理這個問題。

此時此刻，最值得慶幸的是，我們所有人，親師、親子、心理師、特教老師、行政單位都真正站在同一個點上，處理同樣的問題。

跟兒子談契約內容，讓他理解

晚上，兒子放學回家後神情冷漠。無論我問什麼，他都不願講話。我跟著兒子進房間，問他怎麼了。兒子把相機遞給我，用肢體表示，他不需要了。兒子完全沉默不語。

相機是為了要參加畢業旅行而準備的。這陣子，兒子都在練習怎樣使用相機，好拍下畢旅時同學逗趣的照片。我也和兒子分享了幾篇關於拍照技巧的文章。

但兒子不說話了，這是他不參加畢旅的肢體語言。

八點多，導師打電話來，提到放學前，導師要求兒子得說出為什麼停留在洗手間，不進教室的原因。如果兒子不說明，就算是違反契約了。沒想到，當時兒子馬上拿起書包就回家，頭也不回。

導師在電話裡語帶抱歉，她非常擔心自己沒處理好這件事。

我告訴導師，兒子確實有事情需要處理，我請導師不必擔心、自責。

我完全明白，如果兒子是一般的孩子，就不會如此橫生枝節，我們這群大人也就不必如此大費周章了。但不管畢旅的結果最終如何，**身為孩子的母親，讓孩子成長的目標不會改變，激發他動力的目的，也不會改變。**

在晚上睡覺前，**不管兒子聽不聽，我都覺得應該要跟兒子把契約的內容談完。**

我用兒子所熟悉的加入租書店會員，得簽會員條款開始講，講到他看到我住院開刀、到車禍訴訟的過程都得簽的同意書。為什麼這些簽署一定要做，規矩一定要守？之所以得簽特別契約，那是因為讓老闆把擔心的事情，都先寫好規範，不然當客人不還書，老闆就會造成損失；開刀、動手術有風險，所以得讓病人知道他可能面對的困難，預做準備，最後還需徵求病人同意。

同樣的，老師與我，我們都關心兒子，所以會想預防所有可能發生的意外。因為我們會擔心他脫隊，所以會要求他確實做到「不隨意離隊」。兒子若簽名，就表示兒子看過了，也知道該注意些什麼內容。

本來埋在棉被裡的兒子，探出頭來側著身。兒子好像有點聽進去了。

後記

後來，導師說她知道兒子是因為洗手間沒水，兒子無法應變，不知道該怎麼辦，所以才僵立在廁所前，因此，兒子不算違約。

但我問兒子，兒子的態度，卻讓我覺得不是因為這件事。兒子告訴我：「我永遠不會說出來。」所以我到現在仍不知道在英文課前，到底發生了什麼事。

另外，基於這次各方的專業意見不同，我還去醫院找精神科醫師求診，因為心理師說要這樣，特教老師說要那樣，而普通班老師又說有另一種做法。那時，我哭了，我不知道該怎麼整合這麼多意見。我無所適從。

我還記得我當年的無所適從，因此在兒子成年以後，曲俊芳特教老師與我，九年多來，我們我們每個月都持續舉辦一次教育問題Q＆A，讓家長們有聽取、整合意見的地方。這些Q＆A活動，除了我們兩人一定出現之外，每次都還有各類型的專業人員，不定期提供給父母意見或建議。

兒子學會怎樣讓大人安心了

那天晚上，講完契約的必要後，接著，我告訴兒子，國二帶過他們班的實習老師要參加畢旅，會和他同車。我接著說：「這下監視器換人了。我不必跟著去了。」兒子不置可否，但他笑了。兒子一直很喜歡這位老師。

隔天，我再打電話給心理師，詢問「違約」以及即將面對的行政會議內容。心理師表示孩子肯簽約，肯做到此，那麼，「一定要讓他去」，所以我如約去參加輔導老師安排的行政會議。

兒子只是想給自己一個「休息的場所」

在輔導老師的安排下，教務主任、輔導主任、特教組長在註冊組長說：「孩子沒有問題。」「其實孩子很遵守規定。」的保證下放心了。在談話過程中，輔導主任告訴我，學校以為兒子是憂鬱到會自殺的孩子，所以很擔心。因此，在這次的聚會中，我讓行政單位了解其實「兒子很安全」，萬一兒子情緒不穩，就讓他留在五樓歇息。

兒子平時會離開教室，是因為他很怕吵，也很容易因為某些不明狀況生氣，但兒子不會故意去干擾別人，他只是想給自己一個「休息的場所」而已。但學校沒有讓學生歇息的空間，所以兒子才會選擇人煙稀少的五樓，作為他歇息的地方。

我告訴校方，不必特別去關心兒子，只要讓他休息，告訴他「多久以後回教室」即可。主任們聽完，笑著說，兒子確實選擇了「全校最適合歇息的地點」。

不過，在談話過程中，某位老師說了一件讓我很不滿意的事。她說，一開始他們也有排隨車人員，但是他們知道兒子怕生，所以派那些人根本解決不了問題。

原來，是某個人沒有處理事情的誠意，才讓導師得那麼辛苦地去爭取自己可獲得的協助。我可以想見導師尋求支援時不被支持的辛苦，於是，我打電話去謝謝導師，也謝謝註冊組長的支援。

很多不必要的誤解，在這次談話後，有了交集。

針對有情緒障礙的孩子，當孩子情緒上揚時，我建議有讓孩子歇息、冷靜的空間。

兒子讀小學的時候，我曾想過，讓兒子歇息的空間，如果是選擇在有床鋪的健康中心呢？但因為健康中心人來人往，而進出健康中心的學生，常常是有突發事故，這可能會讓怕生的兒子產生很多不安定的感受。

所以，兒子在國小時的歇息空間是資源班的教室，學生、老師都是固定的，兒子比較能感到安心。

帶領孩子學習處理情緒

基本上，讓孩子理解自己的情緒這件事，平常就要教。當孩子情緒不穩的時候，一開始，可以先用應對的方式與孩子溝通。若溝通不了，孩子的情緒仍繼續上揚，那麼，若以紅綠燈來比喻，請記得紅燈停，綠燈行，黃燈則要判斷是要開車，還是停車。**如果孩子的情緒揚升到紅燈，請記得暫停與孩子的討論，先讓自己穩定情緒，以儲備接著要應對解決事情的能量。**

以我自己為例，當孩子情緒暴走到最高點的時候，我會對孩子說：「現在我們的狀態不適合討論。我想要好好跟你一起處理這件事，所以，等我們的情緒都平穩時再談，好嗎？」另外，**我也建議明確的與孩子講清時間點**，例如，兩小時或晚餐後再談。但如果約定的時間到了，有一方的情緒仍然不穩定，那麼，我建議再把時間往後延，例如改成明天再談等等。

以上資料引自「情緒曲線（Acting-out Behavior Cycle）在情緒行為問題處理上的應用」（見下頁圖）。資料來源，https://slidesplayer.com/slide/16505680/。

生平第一次打手機給媽媽

畢旅前一天，兒子自己準備好行李。當天早上，兒子五點半就起床了，他因為太擔心

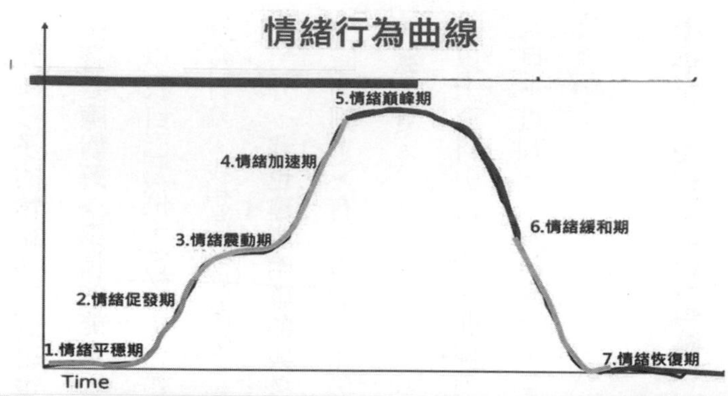

階段名稱	階段一 平穩期	階段二 促發期	階段三 震動期	階段四 加速期	階段五 頂峰期	階段六 緩和期	階段七 恢復期
重點	教育	處理					教育
目標	1.維持情緒穩定 2.維持任務行為	1.解決背後真正的問題(治本) 2.引導使用已習得的能力或技巧(治本) 3.切斷飆升的曲線(治標)			1.安全 2.緩和	1.安全 2.緩和 3.回復到第7期	1.回歸情緒穩定 2.回歸任務行為 3.學習適應行為
策略		1.協助解決背後真正的問題 2.切斷飆升的曲線 3.提示/同理→……→選擇等			1.危機處理 2.行為阻遏 3.身體約束	1.緩和策略 2.同理	1.事後調適 2.輔導(timeline)行為訓練等 3.檢討→產生新目標策略→演練→應用

自己沒趕上畢業旅行，所以早早就出門，但也因為太早出門，天色仍然陰暗，結果他不敢走路到校，因此六點就要我坐計程車，陪他去學校集合，但因為時間太早，沿路都沒看見半個同學，以至於兒子反覆懷疑是否自己弄錯了畢旅的日期，還要求我陪他下車，以確定他沒有弄錯。

當天晚上，兒子打電話跟我報平安。這是兒子生平第一次打手機給我，他說是被老師逼迫的。但不管是不是被逼迫的，兒子都已經學會怎樣讓媽媽（讓大人）

安心了。

心理師提到，這次畢業旅行的事，兒子已經意識到，也了解到自己的所作所為會影響到大家。不過，心理師也說：「都是一群大人把事情搞這麼複雜。」而輔導老師則告訴我，她在這件事中學到很多。其實，我相信導師在這件事裡也學到如何運用行政資源，才不會讓自己那麼費力或孤單。

我也檢討自己，畢旅的事會產生那麼多的「誤解」，是因為我對兒子的狀況不夠了解、不夠信任，以及平日與老師的溝通不夠，這些都是主要原因。不過，事隔多年再追溯，對照起一般國中學生（主要是我女兒）的成長過程，我仍然覺得要對國中階段的孩子有信心頗有難度。但即使有難度，如何與學校溝通、合作？以及我幫助兒子的過程與細節，我都在此提出來，希望可以供讀者參考。

兒子一直到國中畢業，都沒有再發生過任何讓別人找不到他的行為。即使接下來在基測考場，他在看到作文題目〈體諒別人的辛勞〉時大怒，說題目虛偽，因此不肯寫作文，**但兒子都還是忍耐到可以走出考場的時間，這也算大有進步。**

突發事件的處理方式

兒子念五年級的某天，我突然接到學校來電，說兒子「很不對勁」，需要我去學校處理。我一接到電話，心裡毫無頭緒，也完全無法得知緣由。等我到學校的時候，兒子已經由資源班老師與另一位強壯的男老師抱到資源教室歇息了。

根據資源班老師事後轉述，兒子在上英文課時，發現自己流鼻血，但不知道該怎麼求助，所以沒有人知道他流鼻血。接著，英文老師要考試，但兒子仍困於流鼻血的情緒中，所以一時腦袋當機，並沒有準備考試的動作。英文老師以為兒子不肯參與考試，於是說：「不考試，就零分。」

兒子不回應，他把自己的頭埋在桌下。然後兒子趁大家不注意時，離開座位，接著，他去躺在講台前的地板上，再用外套的帽子把自己的臉蒙住，整個人蜷曲成一團，不肯離開原地。

別人只要一移動兒子，兒子就全身使力掙扎，甚至在我到達學校時，他也抗拒我的擁抱。因為無法讓兒子移動，所以我請壯碩的男老師把兒子帶到特教老師那裡，請求幫忙。剛開始，四肢僵硬的兒子，在特教老師對他說：「我們現在去找英文老師，告訴老師：

『我流鼻血了，所以我英文要重考。』」在聽到明確的後續做法以後，兒子四肢才放軟下來，也願意和特教老師去找英文老師。

而在向英文老師說明過後，兒子也才肯回原班教室，繼續上下一堂課。

蔡老師是資深的特教老師，自己也有個重度自閉與亞斯伯格的孩子。她教我處理孩子突發狀況的幾個步驟。以這個事件為例：

一、教孩子把狀態敘述出來。

教孩子在面對困難時，把困難描述出來是重要的事，也就是兒子要學會「開口說出來」，告訴別人「我流鼻血」。

二、把需求說出來，也就是要明白告訴對方「我想要你幫我」，別人才會知道你要什麼。

但我兒子不具備敘述需求的能力，所以，我的做法是找同班同學當小天使，我告訴小天使，可以怎麼幫忙兒子。

例如，請小天使給兒子選擇題或是非題。若兒子在當機狀態，不做任何反應，那麼，就把兒子帶到資源教室。

若兒子劇烈反抗，小天使拿不出其他辦法，就去找資源班老師幫忙，但去之前，得先跟兒子說：「我現在要去資源教室找老師幫忙。你留在這裡，先不要離開。」讓兒子留在原地，或託人照護兒子。

至於小天使的產生，在小學一、三、五年級與國一時的具體方式是，開學兩週內，先由導師尋找合適的兩三名同學擔任小天使，但請留意小天使不要太賣力地幫我兒子做太多，因為幫太多，我兒子會失能，但是也不能協助太少，因為如果無法在適當的時候給予協助，孩子的能力無法增加，可能就會對自己沒有自信心。

當然，如果找個像糾察隊的小天使，可能彼此都會不滿，反而會產生更多衝突，所以小天使是要慎選的。

待找到合適的小天使之後，我會帶兒子去對方家裡拜訪。建立兩家的友誼，增加互動，也希望彼此都能成為對方的天使。

三、等孩子情緒平穩後，問孩子生氣的時候，想要怎麼辦，也就是教孩子處理生氣的辦法。

當孩子生氣，趴在地上要賴時，大人可以問他：「你覺得趴在地上感覺最好，是不是？」孩子若點頭贊成，大人先同理他的感受，然後再問他：「還有什麼其他的做法，也可以讓你的感受比較好？」孩子可能無法回答，那麼大人就可以繼續問：「是塗鴉、畫畫感受比較好？還是去資源教室呢？」如果孩子回答是去資源教室，那麼，大人可以再問：「去資源教室做什麼好呢？畫黑板、看ＤＶＤ？還是寫功課？」**以此教導孩子在自己生氣時，可以用這些方式應對。**

情緒發洩原則

情緒巡迴輔導的賴英宏老師曾經提醒我，**一般的情緒發洩原則，只有兩個前提：**

1不要傷害自己和他人。

2不要讓自己陷入麻煩。

我覺得很受用。之後，我在處理兒子情緒不安或躁動時，我都以這兩個原則提醒自己。

最後，我會連續兩次重複要執行的內容，清楚地對著兒子表達要溝通的事情，以確認兒子聽進去了。不過，如果能讓兒子自己複述一次更好。

但同樣的事情，我不會對兒子講三次。因為講太多次，連我自己都不耐煩，我也確定兒子會更生氣，氣我侮辱他的智商。

感謝小天使們

在這個突發事件後，資源班老師還請同班同學協助分組。詳細內容怎麼運作的，我並不是很清楚，但我知道之後分組的同學裡，都會暗藏一名小天使。記憶中，至少有三、四名小天使。

老師給了我幾位同學以及他們家長的聯絡方式，並由我告訴這幾位同學，我兒子需要被協助的內容。分組後，同組的人先示範，讓兒子有模仿對象，以免兒子不知所措、當機。不過，若兒子開始固定在原地不肯移動，當機了，我也請同學趕快打電話給我，跟我求救。那幾位小天使都有我家裡的電話與手機號碼（感謝時代的進步，現在可以更快速地用 LINE 與 Facebook 聯繫）。

在突發事件後，我不定時會約幾位小天使一起聚聚、聊天。我希望可以多了解他們，也希望孩子能信任我，後來我還成為其中三個孩子親子間溝通的橋梁，我們彼此的關係也更緊密了。

我自己擔任過資源班老師，也曾在教務處任職，這幾年，我更經常到國小演講，甚至協助亞斯伯格孩子是否面臨被霸凌及霸凌他人的入校宣導。我也看到有些確診輕度自閉的孩子，他們在學校因為心智年齡較弱，所以顯得白目、幼稚、衝動，而造成導師或班級的困擾。

有數字統計，**輕度自閉孩子的心智年齡是一般孩子的三分之二，也就是一般孩子的年齡若為十二歲，輕度自閉孩子的心智表現是八歲**。這數字也說明輕度自閉孩子的青春期與其他孩子的落差。一般學生在國小高年級的時期已經進入青春期，但輕度自閉孩子的心智卻仍在低年級程度，在同儕間顯得突兀、白目與幼稚。

所以在國小高年級期間，有些家長主動或被動的要求入班宣導，我個人的經驗是覺得家長盡量避免親自上火線。除非家長準備充分，有特教或治療師等專業背景，否則仍盡量由資源班老師入班說明孩子需要被協助的部分。

我兒子國小時並沒有主動對同班同學說明他的診斷名稱，只是提及需要的協助，也告知幾位「安插好的小天使」。

感謝這些小天使們，形成班級集體守護的力量。

一場糊塗的體育課

兒子小時候是念韓國的幼稚園，但體弱多病的他，動不動就住院。一兩年多達一百次的就診紀錄，讓所有周邊的人都認為兒子身子骨太弱，不要太要求他。所以在親子運動會，我跟他老是跑最後一名，但我認為沒關係，能跑就好。在表演時，兒子因為不喜歡大場合，所以就站在台上哭，結果惹得全部台上的同學哭成一團，這成為家常便飯，但我仍然認為沒關係，有參加就好。

只是兒子讀國小時就比較麻煩了。健康操，兒子不肯動。遇到球類課程，兒子就躲在教室門後搞失蹤。無論怎麼勸、怎麼說，兒子就是不肯合作。

後來老師跟兒子妥協，就是兒子只要待在活動場地附近，他想參加就參加，不想參加，就待在老師看得見的地方就好。而我則認為兒子不搞失蹤就好。

至於暑假的游泳課，兒子只上了兩三堂。因為兒子超級怕冷，冷到全身打哆嗦。等到兒子好不容易暖了身，下了水，他卻還是直接站在水池裡，完全定住不動。其他人都得小心地游，以免撞到兒子。

後來，我就拖不動兒子，沒辦法讓他繼續去上游泳課了。

到了國中，兒子因為念升學班，他又有拒學這類更大的問題，持續在身心科看診。那幾年，我都不知道兒子是怎麼熬過去的，不過他就是熬過去了……前幾年，兒子跟我分享國中時，他對體育課的印象都是在操場上曬太陽。

不是搞失蹤，只是變成木頭人

說到兒子在操場上曬太陽的狀況，我看過幾次。

夏天，他穿著夾克，站在橢圓形操場正中央曬太陽，所以一大堆老師、同學、主任都來勸兒子。勸不成，就來問我，應該怎麼辦。

但身為孩子的媽，我也沒辦法。因此，兒子繼續曬太陽，曬到國中畢業。

兒子到了高中，因為朋友告訴我肢體不協調可以憑證明上「適應體育」，兒子又剛好已經確診有僵直性脊椎炎，所以兒子就開始上桌球、撞球，而不是一到體育課程就搞失蹤或變成木頭人。

而我是到這個時候，才真正意會到體育課對兒子的艱難，而不再哀怨地對兒子說：「你怎麼那麼奇怪？幹麼不跳健康操？幹麼站在操場正中央曬太陽，不會選樹蔭下嗎？」

兒子從上高中開始，不但體育課是小班教學，還申請了物理治療師到校服務，開始做伸展、練體能，雖然後來到大四仍然進展緩慢，也只能做做水中太極式的物理治療，但不管怎樣，有開始就有幫助。

雖然我是如此無知，但**我很慶幸我把這些問題都提出來，讓學校知道。讓他們有心理準備，也請他們幫忙處理可能發生的困境。**

兒子知道自己的能與不能

兒子國小時才回台灣就讀，雖然他一進小學就狀況百出，但因為我持續關心著，也始終持續與校方接觸。我努力了解學校的生態，用學校可行的方式與學校合作。所以很幸運的，兒子在小五還沒拿到自閉症診斷之前，雖然狀況百出，但老師們也沒有強迫到他無法承受的程度。

國小換國中，國中升高中，直到大學。每次轉換跑道，我和兒子就共同重新確認一次對方的意願。

兒子現在知道自己的能與不能。他在大學時選課，助教甚至把到畢業前可能念的所有科目，全都解釋一遍給兒子聽。後來的體育課，兒子甚至首次發展到自己去找老師，讓老師知道他的不能。（雖然老師還是不太懂兒子的意思，所以後來是經由資源班老師與體育老師互相溝通、協調處理的。）

我自己在這件事裡，看到的是家長與孩子需要了解自己的困難和優勢，而學校也才有機會學到更寬容對待孩子的態度。

拒學懸案

我寫過好幾件關於兒子的懸案，但這件高一時發生、過程很長的懸案一直沒寫下來，現在寫下來，不論是解決方法或對於孩子帶來的困擾，我覺得都有些值得參考或學習、改進的地方。

兒子高一開學一個月後，莫名其妙地開始在前兩節不進教室。

開學時，我有進學校做入班輔導。我教老師與同學們怎麼在兒子卡住的時候幫助他，但是對於前兩節課不進教室這件事，教官、輔導老師、同學全部都束手無策，於是一群大人開始想辦法探索原因，只是**最緊急、最必須馬上處理的是需要讓兒子了解，若他曠**

課太多，會面臨被退學的命運。

只是當時的兒子完全不講話、不溝通，他像竹竿一樣，站在大太陽底下曬太陽，一直等到第二節上完課，他才肯進教室。

學校當時的處理有幾個方向：

1. 如果不想進教室，就到資源教室歇息。
2. 萬一還是遲到了，就寫請假單。
3. 申請免早勤。（兒子有僵直性脊椎炎，會晨間僵直疼痛，也許這是原因之一。）
4. 釐清不進教室的原因是因為某堂課？某位老師？某間教室？還是某個同學？

我的處理也很明快（哈！總要稱讚自己一下），因為我先生也在台北上班，所以我請先生陪兒子坐捷運上學。

但沒想到，兒子不讓先生跟，故意搞失蹤。我先生氣急敗壞地在捷運上找兒子，因此接著換我上陣，我每天陪兒子坐計程車上學。

其實，兒子國中時就曾經拒學過，那時候的處理方式是有時我接送，有時由很有愛心的導師，動用同學的柔情攻勢，開車接送，後來兒子就慢慢回到學校，但兒子進了學校，卻又不肯進教室，所以我們後來要求兒子可以停留在學校的某個定點，只要讓大家知道他安全就好。

一開始，我陪兒子坐計程車上學，是因為我想確認他有進教室。但很快地我就發現，如果我在朝會前送兒子到學校，他就會自己進教室，我根本不用陪他進教室，所以問題在於不能遲到。如果遲到了，因為兒子自認為「不能比老師晚進教室」，所以才會在操場上站著，不進教室。

因此接下來，我認為只要兒子不遲到，問題就可以解決了。所以如果時間充裕，我就讓兒子去搭捷運，如果時間太趕，就陪兒子坐計程車。

但過沒幾天，我接到以前的同事打電話告訴我，他看到我兒子在捷運站裡發呆、徘徊。他去關心兒子，但無法得到兒子回應，所以打電話給我。當天，我接到電話，一邊跟學校確認兒子的行蹤，一邊在捷運上找人。等我趕到學校，已經是第三節課，兒子已經在教室上課了。

原來是因為……

後來輔導老師發現兒子的缺課，偏向禮拜二與禮拜四的數學課時間，但數學科是兒子的強項，而且我們問兒子是不是與數學課有關，兒子也不回答，於是我們朝向找數學科老師，去了解兒子的困難。

數學老師告訴我，她在兒子遲到的時候，會勸兒子進教室，但兒子就是不肯進教室，所以她不知道原因，也沒辦法勸他進教室。

接著，我還是不知道為什麼有時候他明明來得及搭捷運，卻還是遲到，並且在捷運站裡徘徊。

某一天早上，我突然接到一通電話，告訴我兒子沒到學校，兒子跟著陌生人走了。因為兒子不可能跟陌生人有接觸，所以我直覺這是詐騙電話，但也不敢掉以輕心，我打電話跟學校確認兒子真的在學校，沒被綁走。

發生了這件事，讓我開始與兒子溝通，要兒子早點搭捷運，別讓家人與老師擔心，而這也可以省點錢，不要把錢浪費在計程車上。

當我正擔心，不知道這樣的溝通到底有沒有效時，兒子的拒學問題突然間就解決了。兒子忽然每天好早就起床，他六點多就出門，到校時才七點。

原來，兒子忽然發現，只要搭六點出頭的捷運，就不必與別人產生肢體碰觸了。

原來，這幾個月來搭捷運人擠人的問題，一直困擾著兒子。（**大部分自閉症的孩子，不喜歡人與人肢體上的碰觸，他們對聲音、光線、觸覺，也幾乎都有異常敏感的問題。**）

接下來的兩三個月，兒子每天快快樂樂出門上學，一直到高一下學期。

小事演變成大事

一般來說，我家**兒子不回答的狀況，除了「過度思考」、「要求精確」造成的以外，當有多重訊息同時出現時，他也會無法同時處理，所以就變成無法回答，或者就乾脆不回答了。**

以這次高一的事件來說，一開始，是兒子擠不上人潮擁擠的捷運車廂，結果造成他遲到了。生平第一次遲到，兒子不知道該怎麼辦，所以一開始，他呆站在教室外，看著同學。

但同學與老師一看到他，就叫他進教室，兒子卻又覺得不可以「這樣」（至於這樣是怎樣，兒子還是不清楚。**我的猜測是兒子覺得「學生不可以比老師晚進教室」**），所以兒子最後選擇在操場底下曬太陽。

兒子喜歡陽光，他覺得曬太陽很舒服。只是當所有的人都看到兒子在太陽底下站兩個小時，都會「自動」替兒子感到難過，靠過去關心他。但兒子不想成為注目焦點，卻又不知道怎麼回應別人的關心，乾脆就「僵直」，變成竹竿一樣。

所以後來我們跟兒子說，為了避免成為眾人注目的焦點，如果他遲到了，就到資源班休息、做功課。

兒子遲到的問題，終於解決了。

對亞斯兒來說，一件小小的困擾若沒處理，後來又加上更多外來的聲音意見、臆測、介入，演變成大事，是司空見慣的。

想變成ㄇ字形

每天七點到校的好日子，只維持到下學期，兒子後來又意興闌珊，也不在乎上學遲到。我開始預想孩子可能課業壓力大，「拒學」又要重演了。

大概過了十幾天，兒子下午四點多（不用懷疑，建中是全國最早放學的高中）就到店裡找我。整整一個晚上，他只說了一句「不去學校」。

我不知道該怎麼幫兒子，所以跟他說，我們隔天一起到資源班找管老師，聽聽管老師的看法。

「我們先把這學期念完好不好？」

兒子不回答。

「明天我們請林老師幫忙看看可以怎麼辦，好嗎？」

兒子還是不答。

林老師是建中一年級的特教輔導老師，有愛心、有經驗，而且有方法。

「也許我們可以重考高中？」我再問。

「來不及。」

哦，有回應了。

兒子告訴我，他最近常常沒進教室上課，昨天也幾乎都沒進教室。

肯開始溝通就好。於是，我用電腦查了資料，了解到現在若想重考高中，第一次基測顯然已經來不及，但第二次還有機會。

接著，我告訴兒子，即使選擇錯誤，也可以再修正。我們還有機會，再選擇一次「更適合自己的」，但不要因為「不得已才離開」。

所以兒子答應我隔天一早去建中，找林老師幫忙。

隔天一早，我和孩子一起到建中。

問題在於「人」

林老師花了兩節課，確認兒子不想上學，不是因為某一科，也不是某一位老師，更不是課業引起的壓力，使孩子拒學。

問題在於「人」，而且是「同學」。

從不和人吵架、個性溫和的兒子，居然「想拿美工刀」，表達他的憤怒（不過兒子也沒說想拿美工刀做什麼）。

「為什麼？」林老師問（配合孩子用很短的字眼問話）。

「公平原則。」兒子說。

我們都聽不懂什麼叫做公平原則，所以又問了一遍：「什麼意思？」

「公原。」孩子又說了一遍，但他句子「簡稱」成讓我們更困惑的字句了。

不過，**如果兒子開始玩起簡稱的遊戲，那代表他心情變好，可以溝通了。**

林老師又花掉一堂課的時間問過導師、同學，最後才抽絲剝繭，了解整個關於「公平原則」的緣由。

解讀大不同

原來在三個禮拜前，全班抽籤換座位，我兒子抽到最後一排、最邊邊的位置。導師覺得對於自閉症的孩子，需要同學們的關懷和協助，如果坐在角落，孩子會被忽略，對孩子不好，所以要孩子再重新抽一個號碼，然後再與那個同學換座位。結果兒子覺得這樣「不公平」，但還是聽從導師的指示，重抽座位。

兒子後來抽到第三排同學的位置，那位同學的數學成績很好，可以罩其他人，因此引起第三排位置周遭同學的言語玩笑，於是兒子說從那天起，他就「想把自己藏起來、變成『ㄇ字形』、想用美工刀。」

我以為兒子想「變成ㄇ字形」的意思是「想躲到桌子底下，把自己藏起來」，但事後兒子解釋，所謂的ㄇ字形，是把自己的上半身全部用東西蓋住，只露出下半身。

我腦袋裡閃出的圖像，是像電影《我的火星小孩》一樣，用大紙箱蓋住自己上半身（這也是兒子在國中時常常做的事情）。

「想用美工刀」只是代表兒子很生氣。兒子個性溫和，不會傷人，甚至連生氣都不太會，**但這樣的詞彙若不是在友善的環境裡，會引發的爭議，真的難以想像。**

問題釐清了，接下來就是處理

「換座位可以解決你的問題嗎？」林老師問。

「……」兒子不答。**其實應該說，提問太含糊，所以兒子沒辦法回答。**

「換座位可以解決你百分之多少的問題？」林老師重新問。

「百分之七十二。」

「那解決百分之七十二的問題，你就可以回教室上課了吧？」

兒子點點頭。

在這段談話之後，林老師又花時間解決兒子認為導師不公平，且不會答應換回座位，另外也表示認同兒子內心的感受。

「公原。」兒子又說了一遍。

簡稱又出現了，這是好徵兆，這也是大家都達成共識的象徵。我開心了起來。

兒子回到邊角原座位，每天繼續上學。

問題暫時告一段落。

我兒子的思考（不知道可不可以泛指自閉症孩子的思考）和我們一般人很不一樣，想必大家都感受到了吧。

「柯南媽媽」大解謎

「幫助高功能自閉與亞斯伯格」粉專剛成立的時候，不少粉絲主動稱呼我為「柯南媽媽」。主要是我寫了好幾個謎團，且寫成連續劇模式，有的到最後花了十幾集，謎題才解開。每次解謎都讓人恍然大悟，甚至也解開不少粉絲自己家中子女的陳年舊案。

我並不是故意要這樣寫的，而是**這群泛自閉的孩子，不太懂人際互動，也不理解自己的情緒，以至於無法表達事件當下的情緒，等到累積又累積，當某天有個導火線被點燃了，就會來場大爆炸。**以至於關心者就得從現場開始模擬、倒帶，透過目擊者、關係人詢問，試圖還原、釐清現場。

這是泛自閉的孩子身上很容易看到的狀態，所以我們常看到的關於亞斯伯格的小說、電影，也常會用「破案」的模式呈現。

馬克．海登書寫的《深夜小狗神祕習題》，主角是一位十五歲、患有自閉症的數學天才克里斯多弗。他的偶像是福爾摩斯，最擅長的科目是數學，他喜歡質數、邏輯與事實，討厭黃色和棕色，無法忍受被人碰觸。他獨自去過最遠的地方是住家附近的小店，最想去外太空，因為方圓數十萬哩都不會有人。

克里斯多弗原本孤獨而安全的世界，一夕之間被一樁命案改變。深夜裡，隔壁鄰居家的小狗被鐵叉刺死。克里斯多弗決定自己當偵探，然後將調查結果寫成一本書。神經質的文字，異質的書寫，少年克里斯多弗誠實到讓人不安。他意圖解開謀殺案，卻意外發現自己家裡隱藏的真相。

這個十五歲患有自閉症的孩子，最後的解答與他父親有關。而我在探索「亞斯伯格之謎」的過程中，也解答了許多我對我先生怪異行為的困惑。

家裡一片黑暗

在我第一次懷孕初期時，因為孕吐嚴重，好幾次都躺在醫院打點滴，因此，只好匆匆回台灣娘家休養。我本想等孩子滿月後，直接帶他到韓國，但孩子竟日啼哭，讓我完全沒辦法休息，所以滿月後，我把孩子交給保母。等到滿七個月後，我再回台灣，接孩子到韓國同住。

回到韓國那天，迎接我的卻是一片黑暗。家中所有的日光燈都壞掉了，只剩下先生桌前可供閱讀的小燈泡。

我當場大怒，撂下狠話。我對先生說：「若不馬上把日光燈換好，我立刻回台灣。」當時，我真的百思不解，為什麼我先生有辦法容忍家裡的日光燈全部壞掉。沒想到，接下來看到的畫面，更是不可思議。

我先生拿起韓文辭典，開始翻閱「日光燈」的韓文應該怎麼說。我真是氣爆了。還沒大罵之前，竟聽到我先生很開心地說：「原來韓文的日光燈用的是漢字——『螢光燈』。」當時我憤怒到超想當場拔起日光燈，往我先生的頭上砸過去。

但我太矮，拔不到，所以我只是大聲吼叫：「你是笨蛋哦？你是不會把日光燈拔下來，問管理員嗎？」

我先生考過好幾個榜首，也是可以同步翻譯多國語言的人，所以他絕對不是笨蛋，甚至他還會被說是「聰明絕頂」、「考試狀元」。

我倆談戀愛的時候，我非常想去韓國念「聲韻學」相關的研究所。我先生沒念過中文系，卻可以講出比我大學的聲韻學老師更多、更精準的內容。在「外國語」學習的領域上，他是我心中的「神」。他可以在一年內自學韓語、捷克語之類，但，此時我看到的他，簡直就是個大白痴。

非不為也，是不能也

明明只要拿起日光燈，去管理員面前，問管理員這個叫什麼，以及這個要去哪裡買，不就結了。我完全搞不懂他為什麼要去查字典。後來即使先生把燈管買回來，也裝好了，我還是一肚子火。我跟他冷戰。

隔天，我去找管理員，想問他哪裡買燈管最近、最方便。管理員竟然對我說：「不用買啊，你跟我們說，我們就會派人去幫你們換。」天啊，我一聽，心裡又想罵人了。

兒子確診為自閉之後，當我回顧這些，我越來越清楚我先生肯定也是個大亞斯。換句話說，**我後來不但是柯南媽媽，我也擔任了柯南太太一職**。

在兒子被確診為高功能自閉之前，我對於兒子怪異的行為百般，不，萬般不解。我不懂為什麼兒子老做一些怪怪的事，讓我很困擾。

兒子確診之後幾年，一些詭異的事在兒子已經有能力部分敘述之後，有些事，是我知道了解答，再一步步還原現場，然後再回到最貼近案發現場的可能。但有些事，到現在還是無解。不過，來日方長，能在現實生活中大玩推理遊戲，其實也算有趣。

不過，我目前已經不太有機會與兒子玩推理遊戲了，因為兒子已經有能力判斷衝動的我會有什麼反應。

兒子會先警告我，他自己要處理到哪個步驟。如果需要我幫忙，他會主動告知。而我也願意相信兒子可以完成百分之九十，至於，**另外那百分之十，我還是會繼續「耳提面命」，讓兒子知道「如果你沒主動告訴我事情的進度」，我就會在「哪月哪日」主動關**

心他的進度。

鑽進著迷的領域

《姊姊的守護者》作者茱迪．皮考特的小說《家規》，剖析了在社會裡「與眾不同」所代表的意義。她刻畫了自閉症如何影響家庭，並點出法律制度對於以特定方式來溝通的人，雖然行得通，但卻可能戕害其他不以主流方式來溝通的人。

雅各．杭特患有亞斯伯格症，而就跟許多亞斯伯格症的孩子一樣，雅各也非常專注於某些事物。對雅各來說，他著迷的是鑑識分析。雅各經常出現在犯罪現場，這全拜他房間那台警用頻道的收音機之賜。到了犯罪現場，雅各還會告訴警方他們該怎麼做……警方後來偵訊了雅各，因為**亞斯伯格症的所有典型行為——不跟人眼神接觸、自我刺激性的重複抽搐和扭動、漠然的情感表現**，在執法人員看來，非常像犯罪後的心虛舉止。

在現實生活中，我兒子很喜歡玩「逆轉裁判」。只要與「柯南」有關，無論是電影或漫畫，都列入必看。兒子也喜歡數學解題，超愛質數。

我只是個家長，所以不研究學理，想知道成因的，歡迎去解題，也許可以從 google 搜尋開始。

後記

我寫文章若寫到某個人，我幾乎都會徵求對方同意，並且在寫完之後，讓對方檢查有沒有要增、減的地方。

這本書一開始，我就徵求先生的同意。我跟他說，我會寫跟他相處的情節，寫完了草稿，也會請他看。沒想到，先生看完後，面色凝重的站在我面前，一副欲言又止的模樣。

於是，我對他說：「如果你覺得這內容不該寫，我全部撤掉，也沒關係。」

接著，我聽到先生說：「寫我『幾個月』就學會韓文與捷克語，好像很誇張……」

我說：「不會啊，我記得你只花了三個月就學會韓文，六個月就學會捷克語ㄟ！」

「可是那時候的韓文跟捷克語根本只是初學，根本沒有學多好啊！」

我理解先生卡在哪裡，主要是數字。

所以我說：「那麼，我把幾個月改成一年內可以嗎？先生說：「可以。」
我只改了三個字，就與先生達成共識了。

天才兒童的媽

如果不是兒子後來確診為亞斯，我想我可能是個可怕的虎媽而毫不自知。

兒子三歲前，在韓國因緣際會被檢定智商為一百三十二，而且那是韓文測驗。雖然我不知道韓文測驗與台灣有沒有不同，但我當時認定如果是中文測驗，兒子的智商一定會測出更高。我常被兒子突然說出的話驚嚇到，想說我怎麼有辦法生出這樣的天才。

兒子在兩足歲時，我帶他回娘家看外婆。我媽媽抱著孫子去某補習班繞完一圈，繞不到一小時，媽媽回來後對我說：「小福好聰明，講完一次英文二十六個字母，他竟然就學會了！」

當時我笑說：「怎麼外婆比媽媽誇獎自家的小孩還要誇大？」

沒想到我試問了一下，兒子竟然真的會二十六個英文字母。

兒子三足歲時，有一天，他看到一個算式 2－3＝-1，兒子問我是什麼意思。我不知道怎麼跟一個三歲小孩講負數的概念。我只好說：「這是不夠減的意思。」而當我還在思考要怎麼回應他的時候，突然聽到兒子喃喃自語：「是二樓減三樓等於地下一樓！」

發生這些事，我當時想，這孩子絕對是個天才（當時無知的我的自滿啊）。

兒子小學五年級開始逃避

因為我的兩個小孩都是接受韓國幼兒教育，所以我無法比較台灣的幼兒教育，但我住的地方社經地位中上，幼兒園的父母幾乎都有大學以上的學歷。還有很重要的一點，媽媽們不工作，幾乎都是全職母親。在兒子的幼兒園裡的三十幾個母親中，只有一人有兼職。

當時，我的感覺是，這麼優質的家長都在家教育孩子，親手做菜，親手布置家裡，窗簾、桌墊都是家長自己設計，很有自己的獨特風格，家裡也乾淨到一塵不染，這些孩子在韓國，他們的未來會很有看頭，我這絕不是馬後炮，當時我們一些駐韓國的台灣朋友都深有同感。

當時，我的兒子想學什麼，我就讓他去學。他不想學什麼，我也強迫他去學。回想起來，兒子上過英文、作文、圍棋、溜冰、小提琴、鋼琴、長笛、縫紉……我還請過韓文家教、美術家教。

兒子不但打字得練標準指法，連電腦的許多軟體，都學了基本功。中年級時，兒子已經對 excel 的函數著迷。女兒也學了 flash、photoshop 等專業的繪圖軟體。

可是，兒子卻在小學五年級時，開始全面逃避。國樂課吹橫笛時，兒子直接躺地上，賴到指導老師跟我求救。國中補習時，兒子直接缺課。

兒子的逃避，讓我不知如何是好。

後來，我乾脆一律先繳費，但心裡卻很龜縮的想著，就算學個五天也好。

重拾兒子對我的信賴

但後來，兒子對外界全面反擊，這讓我一步一步往後撤退。我從怒罵一個不聽話的小孩，變成一個無能為力的母親。我眼睜睜看著兒子把我推開，他關上房門，不跟我說話。直到有天我警覺，我已經完全失去兒子對我的信任了，我才決心拾回他對我的信賴。

常常有人問我，是怎麼努力，才能贏得孩子的信任。**其實，直到現在，我都沒「贏得」什麼，我們只是能夠開始溝通彼此的意見而已。**

大部分的決定，都是兒子自己的選擇，我只是多提供幾個想法，讓他考慮可不可行而已。

家長也很常問我花了多少時間，才能夠重新跟孩子對談。我的經驗是失去三年，就要準備用三年補回來。但很幸運的是，如果**用愛對待，用真心支持**，那麼，幾乎只要花一半的時間就可以達成了。

不在意↓在意↓不在意

有幾次，別人對我說：「你的孩子成績好，你當然不必在意成績。」但其實並不是這樣的。

兒子先天的確有不錯的數理能力，但是，他從高年級之後就拒絕交作業，拒絕考試，拒絕進教室，演變到拒絕上學，以至於在大學之前，他都沒辦法展現出自己的能力水平。所以我開始不在意兒子的功課，也不得不放棄對分數的期待。

當我對別人說：「分數沒關係……」看似瀟灑的言詞，其實心裡卻充滿羨慕、忌妒和酸楚。因為達不到，只好故作輕鬆。

後來我與孩子討論，要不要休學、轉學、重考？去麥當勞工作？慢慢地，一步一步的解決困難，才讓兒子找回自己的目標，也才讓兒子理解原來「能考到好分數，也是一種能力」。

現在的我，確實不在意成績考幾分，但，這是我從不在意↓在意↓不在意的過程，我是在經歷過各種考驗之後才學會的不在意。見山不是山，見山又是山。我的不在意，是透過時間和事件印證，並不是那麼理所當然。

如果家有資賦優異的孩子，但能力卻無法伸展，甚至墜落到變成社會負擔，這對家庭、對社會來說，都是偌大的損失。

是人才，就不要變成人力，是人力，就不要變成社會負擔，這是我與孩子都奮戰不懈的原因。

失去的，都慢慢修補回來了

兒子國一時，因為參考書被別人拿走，以至於無法交作業，被老師打。當時的導師連續請假，代課老師沒處理。兒子不讓我看聯絡簿，他很生氣，於是拿立可白塗抹在桌子上洩恨。

不過，當時我並沒感受到兒子的艱難。事後再看，**孩子的困難是一件一件在堆疊的。**

以下是兒子的國一聯絡簿：

十月二十八日

如「某人」所願，我變成了冷凍雞翅，真是冷到不行，外套頂多抵掉一半。

（補充：同學要求開風扇，兒子怕冷，但他不善言詞，無力爭取。）

而且，有人撞到我的桌子，紅茶全倒，三明治掉在地板上，當場氣昏，必須處理掉滿桌子的紅茶，連是誰撞的都不知道。

十一月四日

今天媽媽不舒服，跟著爸爸坐公車到學校，爸爸一把我丟上公車就不管我了，對沒有自己坐過公車的我，是最惡劣的行為。一下車，這是哪裡啊？又必須迷路一陣子，到學校已經四十五分了。

（補充：兒子在這一頁用原子筆塗改得又黑又重，所以看不到蓋掉的文字本來寫什麼。兒子不知道該怎麼下車，坐到終點站才下車，再走兩站回學校。這件事情造成兒子在校門口怕被記遲到，所以遲遲不敢進校門，後來他怎麼進去的，到現在都還是一個謎團。從此，兒子不肯再搭公車，一直到大學畢業後，他才又重新能夠搭公車。）

十一月六日

今天回憶過去的事，總往不好的去想，每想一些，下沉三公分。想著想著，才發現自己的頭快碰到地板了。

十一月七日

這個星期六、星期天糟透了，沒有先預定好要做什麼，造成長時間呈呆滯狀。

十一月十日

又一堆，撞過來撞過去，至少沒有紅茶和三明治，但桌子很可憐，別撞了吧！

十一月十二日

今天特別難熬，只要聽到數學老師講一些分數小數質數……就會睡著。簡直就是「催眠術」。

（補充：兒子的數理能力很好，但此時他對原本喜歡的課程已經沒有興趣了。）

十一月十三日

我真的已經沒有東西可以寫了，饒了我吧！

十一月二十日

6：00我希望同學會把我的參考書還回來。他已經害我被打很多下了，7：30結果：未還。

十一月二十一日

參考書還回來了，但裡面一片空白，臉也立刻慘白，於是拿起了立可白，把桌子塗白洩恨。

（補充：這一頁的內容是事後補寫的，所以老師應該沒看到。兒子在這一頁也是用原子筆塗改得又黑又重，所以看不到蓋掉的文字本來寫什麼。兒子是個非常守法、守規矩的孩子，會故意塗抹立可白，已經是很大的反抗了……）

那時候，我不理解兒子的情緒，只是焦慮他不交功課該怎麼辦，我想像兒子未來沒前途。即使當時醫師已經診斷兒子有憂鬱症，我回應兒子的卻都是埋怨和責怪。難怪，那幾年兒子都不跟我分享他的一切。

但還好，還好，**我沒花時間去懊悔，而是直接修補碎裂的傷口。**

與兒子談若他不上學，可以做什麼

兒子國中拒學時，我們談到未來的工作。

「不念書，你想做什麼？」

「麥當勞。」

「去麥當勞，你能幹麼？」

「我做後面。」

「在廚房工作？你那麼怕燙，怎麼做？」

「做前面。」

「站櫃台？那你有辦法跟客人對話嗎？」

我跟孩子的對話，阻擋了他所有的可能性。但當我變成知道要怎麼陪伴孩子成熟、成長的「師姊」之後，我改成這麼說：

「以後你想做什麼工作？」

「麥當勞。」

「聽起來麥當勞還不錯。如果去麥當勞，你想做什麼？」

「我做後面。」

「去後面的廚房工作，需要什麼技能？我們要準備什麼？」

「做前面。」

「想站櫃台？那我們先來練習一下怎麼跟客人對話吧！」

溝通的重要原則——「三明治法則」

三明治法則的第一步是稱讚問你問題的人。例如，講師向提問者說：「你問了個好問題。」這句話是感謝提問者的信任或回饋。

在教育現場，我也常鼓勵家長們：「你有關心孩子，真好！」「你看到重點了！很厲害呢！」這些說法都會讓執行的人有力氣，願意再努力。

如果問的人是孩子，回應的人是家長，而當家長一聽到問題就說：「你怎麼搞的？這樣不行啦！」可能就會讓孩子覺得很無力，或者有被否定的感覺，那麼，孩子就很難繼續再想方設法，解決事情。

家長很厲害，那麼，以後所有事情都變成家長的事情，孩子就無須再努力了。凡事都找家長才能解決，那麼孩子也就難以獨立了，不是嗎？

第二步是找出解決的方法，給予回應。但很多時候，家長的方法不夠，還是得去向他人求救，所以這時候，**我建議不要急著回答，請善用「延宕」的力量**，等準備好了，再回應。現在的孩子凡事講求快速，讓他們等待、忍耐，也是重要的學習。

第三步還是讚美。除了讚美，也可以給孩子祝福，祝福他們可以得到更好的結果。

我舉一個我常常被問到的問題。有不少媽媽問我：「我家男孩長時間沉迷玩手機遊戲，每天玩到晚上不睡覺，早上去學校打瞌睡。如果我阻止，我們就起衝突。我該怎麼辦？」

我給家長的回應是，第一步：給予讚美。例如，我對這位媽媽說：「媽媽，你很棒哦！你很細心，察覺到孩子的行為，且不斷想著如何改變孩子的行為。」

第二步：提出建議。例如：「媽媽，請注意你家的孩子，感覺上注意力有點異常。如果長時間沉迷手機，可能會影響孩子的學習、成長和成熟，**我建議你去找專家諮詢，或者找到其他他喜歡的事物**，尋求他的優勢能力，讓他的能力得以發揮。」

第三步：讚美。例如：「你也可以去醫院或機構尋求協助，或尋找心理師、特教老師或治療師等，這些都有機會讓你得到你要的答案，祝福你。」

當你把三明治法則的溝通方式熟練到運用自如，我相信就會直接、正向影響到你的孩子。

滿足亞斯孩子的圖像思考

在一場亞斯孩子們的聚會上，我提到以前我發生車禍後，有段時間，我有如驚弓之鳥，甚至有次坐車到台中，還突然出現我被一輛汽車撞擊的幻覺。我話還沒講完，就聽到有個大孩子插嘴：「花媽，撞你的車子是ＢＭＷ嗎？」

若在我還是虎媽的時代，我肯定會對孩子喊：「停！」然後糾正孩子，但我現在修行很好，因此，我只是會心地笑了。

另一個孩子則很開心地說：「只有在我們這樣的聚會裡，才能說這麼白目的話，還不會被罵白目、白痴。」

天寶・葛蘭汀說**亞斯的孩子需要圖像思考**。因此是什麼牌子的汽車，有時候對他們來說，還是重要的，因為這樣他們才能繼續想像接下來的畫面。

滿足亞斯孩子們的圖像思考，也許會讓他們比較容易跟上我們的腳步。這也是我與亞斯孩子溝通的方式之一。

兒子與先生都是人體ＧＰＳ

兒子是人體ＧＰＳ。我若想去哪個地方，直接問兒子，都能瞬間得到答案。

我曾經問兒子，是怎麼做到能清楚定位的。兒子說，他就是能瞬間俯瞰。聽起來像是他天生自帶 Google 地圖，而我則是「渾然天成的逆指標」。

朋友們常說如果不知道要走哪條路，問花媽就好了，因為如果花媽說左邊，你們就走右邊就對了。

我對於逆指標這件事沒什麼看法，因為我的世界裡沒有東西南北這種方向感，我只知道前後左右。當我拿著 Google 地圖，也會走成另一個方向，所以我與人同行時，幾乎都跟著夥伴走路，我絕對不會假會帶路。

但有一天，我兒子忽然告訴我一個方法，讓我迷路的問題大幅緩解。

兒子告訴我：「你上車以後，不管是坐著、站著，都一定要按照車子行進的方向坐或站，絕對不要亂轉。」

我活到老，才知道自己會搭車搭成反方向，是因為如果我的身體與車子行進的方向相反，我的方向感就會大亂。

我想兒子又是俯瞰地圖的感覺，他從遠處就看到一個逆指標一上車就亂轉，所以就用他腦海裡的地圖幫我調整了。

在此附帶一提，我先生也是人體GPS，所以跟他們出門，我只要跟著他們走就對了。「絕對是最短距離」。

如何調整亞斯兒的固執？

常有人問我，亞斯伯格症透過教養，會不會變好？我知道**透過教養會越來越好**，但今天我要說的是「特質會存在，同志仍須努力」。

某日早上，我記得兒子出門前跟我說，他六點會回家。下午兩點，突然有警察與里長來找我。說有人正在亞東醫院急救，身上有字條，字條上寫著我的名字與戶籍地址。可是，我沒聽過這個人的名字，再加上當時我正在開會，所以口頭確認不認識之後，警察就離開了。

等時間到了六點、六點半、七點、七點半，我開始哭了。

因為兒子非常守時，若他會晚回家，他一定會打手機知會我，但這次竟然沒留任何訊息。於是，我找學校資源班老師，也找教官，開始尋人。

到了八點，我已經焦慮到不行。我打手機給兒子，也發簡訊給他，但一如往常，他都不接。我猜也知道，因一如過往，兒子的手機是關機的。

我開始感到害怕，開始懷疑下午急救的人會不會是兒子。理智上，我知道不太可能，但情感上，我已經六神無主。我也沒想到要打電話跟亞東醫院確認名字。我只是哭著、著急著。

等到八點二十分，我突然想到，如果兒子在電腦前寫程式，那麼，我可以發臉書私訊給他。

於是，我發臉書私訊。結果，訊息有人讀取了。我請對方回訊息給我。對方沒回，但訊息又讀取了。最後，我又發私訊，「如果你在，一定要回訊息給我，一個字也好。」訊息還是讀取了，但仍沒回音。

八點二十五分，教官打手機給我，說確認兒子在學校，叫我放心。教官與老師都叫兒子打手機給我報平安，兒子說：「不必。」

接著，我謝謝教官，在那同時，我收到兒子的簡訊，上面是一串密碼……到現在，我還是不知道那一串密碼是什麼意思，但肯定是有意義的數學字串。

九點三十分，兒子回到家，我的焦慮轉為憤怒，我大吼：「你知不知道我有多焦慮?!」

兒子面無表情。

我告訴兒子，他得讓我放心。「你告訴我，六點要回家，結果八點半才離校，也不說一聲，我會有多擔心、害怕，你知道嗎？」

兒子冷靜地說：「是你弄錯了，我是禮拜二跟你說六點。」（對吼，他禮拜三確實是八點半左右離校。）

兒子認為是我弄錯時間，因為是我弄錯了，所以事情就結束了，沒必要打電話報平安。

這麼多年來，我持續教育兒子要讓大人放心，但是每次都像在處理單一事件，我到現在都無法讓他明白，別人的焦慮是怎麼回事。兒子只覺得是我弄錯時間，他無須處理。

兒子對於類似的事情很難內化，也讓我再度有了體會。

一〇九年度，我舉辦「世俗定位成功的亞斯講座」，其中有一場，講者談到「自己平常人模人樣，但是遇到突發事故之類的狀況，就會像白娘子喝了雄黃酒一樣現原形」。我超喜歡這種形容。因為我也是在焦慮、擔心、憂鬱、挫折、有負面情緒的時候，過動、衝動的問題就會衝出來，理智難以出現，很容易被打回原形。

想想看，你是否也是如此？只是亞斯比非亞斯現出原形的機會多許多。

基本上，我很喜歡亞斯的誠實、單純特質，但對於突發事故的理解與處理能力薄弱，實在也總是讓我驚嚇不已。但來日方長，就讓我們彼此一起學習。

如何應對亞斯兒過度在乎精準？

有次，兒子分享某位老師上課前用倒數計時，讓學生集中精神聚焦的方法。我聽了很佩服，我請兒子以後持續把這位老師體貼的教法跟我分享。

接著，我說：『我以後也想要在演講前，預告聽眾倒數計時，喊5—4—3—2—1。』

兒子面無表情地說：「3—2—1。」

兒子用字、用詞極度簡約。他的意思是老師只倒數三個字，並不是喊5、4、3、2、1五個數字。

為了讓凡事精確的兒子打破固執，我忍不住數落他：「媽媽這次表達的焦點，是請你把方法記錄下來給我，不是糾正我5、4、3、2、1。這不是重點，方法才是重點。你這樣回答，會讓問題失焦。」

兒子的回答妙不可言：「請把5、4這種『不乾淨的東西』拿掉，不然會讓我混亂。你不要隨便改寫我的記憶體，這會害我的腦袋當機。這種不舒服的話，會讓周圍的濕度變重。」

用「濕度變重表達不舒服的情緒」，兒子的形容真是清楚、明白啊！

原來，不精準、多餘的內容「不乾淨，得拿掉」，否則會「改寫記憶體，造成當機」。

為娘的我，真的懂了。

後記

針對亞斯兒的固執，我推薦《社會性技巧訓練手冊——給自閉症或亞斯伯格症兒童的158個社會性故事》這本書。

書中有好幾種方式，可以鬆動亞斯兒的固執，讓亞斯兒學習接受改變。

這本書的觀念是教亞斯兒有彈性，寬鬆他們的思維。例如對於堅持三點一分，不能接受別人說現在三點的亞斯兒，我們可以給他一個觀念，就是**讓他感受到「時間無時無刻都在改變」**。例如，我們可以跟他說：「白天會變成晚上，晚上會變成白天。時間無時無刻都在改變。」如果是喜歡動物的亞斯兒，我們可以跟他說：「青蛙會生卵，卵會變蝌蚪，蝌蚪會變青蛙，都會變來變去。」

運用孩子的嗜好，讓他感受到，這世界不是非黑即白的二分法，改變是可能發生的。

網路成癮是教育的問題

兒子剛被確診的前三年，不少周遭的親朋好友明示、暗示：「卓惠珠就是因為整天都在用電腦，她的孩子才會得自閉症。」讓我為之氣結。

但這幾年來，我在網路上有點小小成就，突然輿論就變成「還好卓惠珠善用電腦工作，所以她兒子的電腦才會這麼厲害。」

其實，這兩者的說法，都有很多誤解。

我是在DOS系統、倚天中文那年代開始使用電腦，那是三十年前了，當時，要把檔案印出來，還要打p-r-i-n-t，再按下Enter，才能列印。那時，我讀中文系，在電腦科考試之前，我得幫全班上課、總複習。考後，我的總分還會決定班上同學的分數，也就是說當我考九十五分，全班每個人就能加五分。

所以，這麼傲人的成就，是我非常努力地挑燈夜戰，閱讀、練習而來的，但居然有一天，我會被周遭的人說我因善用電腦，而「害小孩得自閉症」。

在兒子確診為輕度自閉的時候，我其實找不到任何論證，來證明是不是我們母子「電腦用太多」造成的。可是，當時我清清楚楚地看見電腦能讓孩子的學習加快、加倍，電腦也變成兒子與別人互動的媒材，他會教別人怎樣正確使用軟體，甚至透過別人使用軟體的方式，學會判別對方的能力與程度。

不過，若讓我捫心自問，我自己有沒有其他成癮經驗呢？有，而且經驗豐富。

我曾成癮於鳳飛飛

小時候，我對漫畫成癮，我假日都泡在漫畫店看香港漫畫，甚至看到爸爸已經扠著腰，站在我面前了，我仍然無感。

國中時，我追星，所有的錢都花在鳳飛飛身上。我省下餐費，就為了買她的唱片、雜誌、卡片。我無所不買，甚至為了看她錄影，還會趁工作人員不在，偷溜進錄影現場。我那時在雜誌上徵友，興趣就寫「蒐集鳳飛飛所有資料」。我每天會收到三、五封鳳迷的來信，這也奠下我喜歡書寫的基礎。

我每次看到新的玩意兒出現，就會想辦法試試看，而只要一遇到喜歡的，幾乎很快就會淪陷。而讓我想懺悔的一次，是小孩念幼兒園時，我在家練韓文打字比賽的遊戲，為了破關、闖紀錄，我沒時間理會小孩，所以就隨便打電話叫便當給他們吃。其實，我邊打遊戲邊焦慮，但我就是停不下想闖關的行為。

即使到現在，我仍會想要一次就把影集二、三十集看完，我因此沒睡覺，精神不佳。很夯的韓劇的最後一集，我甚至會與韓國同步觀看。而在最後一集的前一週，我每天都處在興奮狀態，我查資料，與臉書朋友談韓國的飲食習慣、教育方針。直到最後一集播完後幾天，我高亢的情緒才會慢慢降下來。

其實，在等待韓劇播放的前幾天，我的心情是焦慮的，我知道我過度沉迷了，我花了太多時間在相關劇情的資訊中，因此讓所有的稿件、活動都已經來到最後截止日。

那麼，怎麼辦呢？我因此焦慮不已，我怕自己不夠負責任，我怕該做的事情沒做，也覺得「把時間浪費在無意義的偶像劇」上，既沒「應有的身分、地位」，也「沒有自制力」。

不過，我想，**這也是因為我的父母至少讓我養成一種習慣，就是他們認為「只要我把該做的事做好，該盡的責任盡了，其他的，他們就不干涉」**，因此即使我看漫畫、追星，但我都沒影響到上學，頂多上課打瞌睡。

我追星追到沒錢，但也沒害我偷竊、犯法。為了破關，我也沒讓小孩餓著。成績爛？但也還好，我不求一百分，只求六十分，但這好像不行，畢竟六十分太危險，稍一不小心，就會不及格，所以我把標準訂在八十分。

當年，我父母還跟著我們一起聽鳳飛飛的專輯，而當聽到鳳飛飛三張「台灣民謠系列」的歌聲時，父母還對我們幾個子女，說起他們那年代的美好回憶，也談到日據時代台灣歌謠的艱困背景和歷史傳承。**我父母是如此與我分享我的嗜好。**

但讓小孩吃著不營養的食物，倒是引發我身為一個母親的內疚，所以我一邊玩電腦遊戲，一邊焦慮著，但即使心情焦慮，卻又無法及時戒斷，所以我開始規定自己最晚最晚只能玩到什麼時候。一旦我的具體行動開始，目的就很容易達成。

當然，成癮不見得是好事，但也不見得全是壞的。

要求兒子，盡到責任，守時、守法、守分際

以追星來說，我追出了幾個能力。我每天都要回覆「全都是手寫的書信」，所以練就了書寫的習慣。我也存錢，而為了搭火車到南部去找網友，因而做了金錢和路線規劃。最後，「為了要與眾不同」，我還發展出不當那種只會追在偶像後面喊「我愛你」的歌迷，而是有一天「我要在專業領域上，讓偶像認識我」的信念。

我的孩子也成癮過，我曾因為兒子玩遊戲光碟，玩到一天花掉十幾個小時，所以我搶了他的遊戲光碟，拿了剪刀，把光碟剪碎。孩子的沉迷讓我在某個時刻瞬間引爆情緒。

不過，**事後我與兒子溝通。我承諾兒子，他只要自己盡到責任，守時、守法、守分際，我不會管他幾點睡覺。**

當然，這樣的溝通與對話要有很多的信任與承擔，但我真的做到了，我會提醒他該睡了，而沒有要求他一定得照我的方式做。

最近兒子寫程式寫到三更半夜，一大早又準時去上班，我是揪心的。我擔心他睡眠不足，所以我持續與他溝通。

我對兒子說：「工作不必要求滿分，早點睡。」**我會繼續提醒兒子，只是決定權在兒子。**

擴展孩子的其他能力

我有兩個孩子都是電腦重度使用者。但他們不只是用來玩，還用來工作，作為工具。既然是工具，就要了解工具的性能，才能向外延伸。

在我的引導下，兩個孩子都會電腦繪圖，也都有尋找新軟體為自己所用的能力，那是重要的能力。

家長最擔心的就是孩子們的侷限。若能擴展孩子的其他能力，例如，由他們喜歡的

3C發展到其他用品，例如累積各種音響的專業與深度，那麼，都有機會能夠發展出另外的一技之長，獨占鰲頭。

我們有幾個亞斯青年，都在電腦遊戲程式領域上領先群倫。我很難想像這些優秀的青年，如果他們從小就被父母嚴格禁止使用電腦或網路，現況會變成如何。

幫忙孩子找其他興趣

想杜絕成癮，身為家長的你、我，具體要做的，是列出「當孩子無聊時，他可以從事哪些活動」。

如果不用 iPad、不上網，孩子可以做些什麼？閱讀？戶外走走？玩桌遊？越早拓展孩子其他的興趣，孩子在無聊時，可以做的事就更多。

如果父母過去沒做好這些，請不要突然拔掉孩子的電腦網路，那樣太激烈了，會破壞親子間的信任關係。我們是在處理陪伴孩子的教育方式，而不是找出原罪。

從現在開始，慢慢地鬆解，慢慢地找出其他可行的方案。

什麼是一輩子的事？

身為身心障礙家族最大的痛楚與擔憂，就是擔心自己如果老了、病了、死了，孩子怎麼辦？孩子到底要依靠誰？怎麼活下去？這個問題是不得不面對的未來隱憂，也無法逃避，而就在我看完《海洋天堂》這部電影時，有了深深的省思。

電影一開場，就是癌末的父親帶著中重度自閉的孩子阿福去投水。父親的內心旁白是：「與其我走了，大福沒人管、受罪，還不如我帶他一起走了。」寫實地表達了身心障礙家長無助的痛楚。

自閉症孩子的教養與安置是最重要的兩個課題，而這關係到他們的自理生活及工作謀

生能力。輕度自閉症的家長著眼的重點，也是這兩件大事。但輕度自閉的孩子因為比較聰明，所以大人還要教導他們「公民素養」。我所提到的「公民素養」不會太複雜，大概就是守時、守法的倫理素養，這樣的大原則而已。

在電影中，爸爸教導阿福搭公車、穿脫衣服，甚至為自己準備食物。我在看這一段時，也回憶起很多過往。

我的孩子雖然是高功能自閉，但因為公車過站不停，所以他只好搭到終點站，再往回走幾站，才到學校。這個負面經驗，引發後來兒子堅決不肯搭公車的後遺症。

罹患恐慌症

我第一次真正體會到「死亡」降臨到我的生活周遭，是旅居韓國的時期。

那時是零下十五度，先生出差去了，深夜時，兩歲的孩子突然氣喘發作，而當我們趕到急診室，急診室只有我和孩子。在孤寂的夜裡，我想著：「如果孩子死了，我也不要活了。」

後來接連面對母親病逝，父親心肌梗塞過世。父母雙亡，我才真正在心靈上知道我是個成人了，必須自立了。

在父親喪禮的棺木旁，我突然有如鯁在喉的異樣感。我心跳加速，呼吸困難，無法站立，我覺得自己當場會死亡。

我知道這是心理疾患，叫做「恐慌症」。一開始，我只想靠意志力撐過去，不想就醫，但沒想到，發作的頻率越來越高，從一週一次到後來變成一天兩三次，我隨時都有瀕臨死亡的感覺。我不願接受世事如此無常。

原來，我並不想死

此時，孩子卻確診為輕度自閉症，當時，我不接受孩子有自閉症。我與先生陷入嚴重的爭吵，先生指責我教養錯誤，我大力反擊；但另一方面，我卻又懷疑是不是自己錯誤教養，導致這種結果。

當時，我的心裡不時會浮上一個念頭，我想以「自然而不傷親人的方式，離開這個世界」，活著太痛苦了，而死亡彷彿可以讓我脫離所有的困境，這種不知谷底在哪裡的困境。

於是，我開始封閉自己。我整天躺在床上，兩個孩子自己買早餐，自己去上學。孩子若拒學，就留在家裡，我也不知道兒子關在房間裡做什麼。

我每天浮浮沉沉。在那幾年，所有的時間感都紊亂了。我不但不知道哪一天是禮拜幾，甚至事件發生的年分，我也都會弄錯。

後來娘家大姊開始陪我去台中精神科就診。約莫一年的時間，我都在台中與板橋來回。等到病情好轉，可以獨立生活時，我進入知名的電腦培訓中心，兼職當電腦老師。我可以工作，也回復正常生活了，但，我還是不知道自己為什麼而活。

兒子讀國一時，我在下班途中，被一輛小貨車撞擊。我的右腿當場斷掉，部分骨頭碎裂。在撞擊現場，我的眼鏡掉落、破碎，我的視線模糊不清。

除了地上血跡斑斑之外，其實我不太記得車禍當時的情景，也很不想回憶起那陣子的痛苦，但我卻記得我當下不斷提醒自己，「保持清醒，不能昏過去」，霎時，我才知道原來我不想死。

我沒想到，這場車禍的當下，撞出的是一個「原來我不想死」的事實。**因為不想死，所以我開始思考要怎麼活。**我慢慢能接受「人終有一死」的事實，我也慢慢能接受人終有不能，終得面對徹底放手的一日，於是我把孩子叫到跟前，問他們：「如果爸媽突然不能照顧你們了，你們想讓誰照顧？」

「舅舅啊、舅媽啊、大阿姨啊、小阿姨啊……」孩子們說。

「當舅媽跟大阿姨的小孩，好像比當你的小孩好。」女兒說。

此時，我的心裡冒出好些個圈圈叉叉。孩子的回答，讓我覺得自己好像是個可有可無的人，我生了幾天悶氣。但過了幾天，**我反思，孩子有可以信賴的人，有可以託付的人，有可以照顧他們的人，這也是一件幸福的事。**

決心要為女兒好好活著

我的甦醒是漸進的。除了就醫，我也很認真的與心理師對談，我還參加了很多心靈講座課程，也閱讀了一些心理學的書籍，我想努力找回自己的生命意義。

當然，在我自我面對與覺察的那幾年，我確實沒陪伴到兩個孩子，孩子們也陷入困境。兒子的行為退縮回小學程度，他在學校拒學，還躲藏起來，且跑給老師追。女兒憤世嫉俗，她厭惡不友善的校園。

但事情就是發生了，我的生活停滯了，而在過程中，突然被要求加入教養孩子的先生，更與兒子產生嚴重的衝突。他們父子決裂。

傷痕太多、太深，我只能一件一件慢慢處理。但每次的處理，都讓我痛哭淚涕。

女兒國三畢業舞蹈表演的前一天，她跟我說：「媽媽，我明天有舞蹈演出，你會來看嗎？還有，我被選任當賓客招待，得早點出門。」

沒想到，女兒的心願變成如此的卑微。在女兒幼兒園、國小中低年級的時候，我參與她的大小演出，但足足已有三年，我甚至很少好好地端詳她的臉龐。我突然看到一個自己長大的少女，在我不良於行時，幫我買飯吃，又幫我擦澡、倒穢物。

我難過、哽咽到說不出話來，只能對女兒點點頭，表示我會去看她的表演。

在女兒表演當天，我提早到了。我看到女兒謙恭有禮地招待來賓，引導方向。我也看到女兒美麗的舞姿，我淚眼模糊，決心要為女兒好好地活著，要當一個有力氣的陪伴者，而不只是活著而已。

而無論是當母親，或當陪伴者都需要很多學習，我已經沒有太多時間後悔，我要往前行走。

這會不會影響兒子一輩子？

這些生命的歷練造就了我，所以之後我遇到的兒子的困難，我所思考的都是「這會不會影響一輩子」。

兒子拒學了，「不念高中，會不會影響一輩子？」答案是不會，那就沒關係。**我跟兒子討論不念高中，我們可以來做些什麼。**

兒子不寫作文，會不會影響一輩子？好像會。會影響到有沒有工作，能不能求救，所以我適時跟兒子講，寫文表達的重要性。

而下列這些事情，是一輩子的事嗎？

獨立養活自己？是。

能不能畢業？不是。

要不要結婚？不是。

學會求助？是。

有朋友支持？好像是，又好像不是。沒關係，這等時間夠了，再來印證。

要追尋生命的意義嗎？不確定。但我把問題都條列出來，而在等候答案的過程中，我突然想到多年前看的生命教育好片《今天暫時停止》，並且和兩個孩子一起觀賞了這部電影。但即使看完了，就已全然理解追尋生命的意義了嗎？這是一輩子我們都要問自己的問題啊！

亞斯兒獨立生活？東、西方思維大不同

台灣的《築巢人》與荷蘭《馬修的自閉世界》兩部紀錄片，分別探討了關於東方與西方教育，以及成人亞斯照護的議題。

在《馬修的自閉世界》中，主角馬修患有亞斯伯格症，他很容易鑽牛角尖，一旦事情

無法依照他的秩序進行，他就會焦慮不安、暴躁、易怒，但他又不知道如何處理自己的情緒，因此常常與他人產生衝突。例如，馬修想要改造浴室，所以在牆上穿洞，但此舉卻影響了鄰居，馬修不肯妥協。馬修堅持照自己的方式，他無法與鄰居達成共識。鄰居與房仲只好控告馬修，將他逐出住處。

馬修在此事之後，精神狀態不穩定，他一直對導演說，他必須自殺。馬修試過很多自殺方式，當他自殺、受傷，卻又不肯住院，這讓社工和其他專業人員束手無策。

從影片中，可以看得出來大家都很努力幫助馬修，也從沒有放棄，但礙於法律，又總有使不上力的窘境。

而沈可尚導演的《築巢人》，則敘述一對父子同住在單親的巢裡相依為命。兒子陳立夫三十歲，心智卻仍像十三歲的孩子。父親五十歲，得同時扮演許多角色，才能把這個巢撐住。他是努力讓兒子和這個世界產生連結的人。

當兒子撿了滿屋子的寶特瓶，當兒子畫了幾百張重複的蜂窩，當兒子摺了幾千張色紙搭成的巨塔，父親總是在旁陪伴。他們父子撿貝殼、抓蝸牛在一起，吃飯在一起，連睡覺都在同一張床上。但父愛裡，仍有想逃的欲望，以及想結束一切的念頭。

這兩部電影對於東方與西方教育，以及成人亞斯照護的議題，完整的做了比對。台灣的陳立夫還是在父親的羽翼下，由家長承擔。西方的馬修則讓孩子在外自主居住，由社工人員陪伴。

影片結束時，陳立夫父子已遷居宜蘭，他們有了各自的空間，後來他的美術作品也在羅東農業林場展出。陳立夫的笑容燦爛、奔放，他的父親也找到自己的另一片天空。但反觀馬修，他卻自殺身亡了，這與我們想像的社會福利完善的國家，可以有美好結局的想像大相逕庭。

雖然，給予人性化、個人的需求空間是重要的，但老邁的父母該如何安置中重度自閉的孩子？我大略知道有些是在機構，有些是在家庭裡，繼續由家長照護著。而近幾年，也有社區家園出現，把這群孩子兜在一起。

但對我來說，東方人有東方人的應對方式，三代同堂當然也有空間不足的問題，但老、小一起照顧，也未必不好，當然這之中還會有婆媳問題等。

看了這兩部電影後，再對照自己現階段的生活，我家的孩子好像也不必一定得搬出去住。每個家庭的條件與需求都要自己評估，這是沒有標準答案可循的。

接受亞斯兒無法保壽險的事實

我聽很多人抱怨過，亞斯伯格被歸類為身障類，因此無法享有壽險的保障，但明明孩子沒問題，又好手好腳，卻不能保壽險，我覺得實在很不公平。

我曾經為此質疑過，但後來我弟弟提醒我保險的意義。他說：「就損益的觀點來說很傷人，但你要幫孩子保險的目的是什麼？身心障礙的孩子是個負債。負債沒了，是好事。為什麼還要保險？」

聽到這種冷酷的分析，我大哭了一場，但也接受了這個事實。輕度自閉症孩子需要保險的是主要照顧者，而不是自閉症孩子，所以我為自己保險，以免自己危急時，讓孩子受困。

至於孩子本人，有政府幫著，有錢還可以信託，台灣的健保也夠用，所以孩子是否能保險，也不是重要的事了。

生活中，一直不斷有事件在引領著我，讓我去深度思考自己要怎樣活著。

母親辭世二十餘年，我還常常接收到周遭的人對她的思念。她給出的愛，讓我感受到

「只要有人還會想到你，還愛著你，那就是精神常在」。這時，我也想給出愛，成為像父母一樣，即使離開人世，但被想起時，心中依然充滿溫暖。

我相信，在未來的歲月中，還有未竟的清單，但沒關係，我還可以慢慢列、慢慢檢核。

貼標籤

這一路上的教養過程，我發現一個真理：任何事情的發生，都是要促使我們去促成一個更友善的空間環境，並設法去面對、處理問題。

早在二十多年前，我的恩人兼好友，也就是板橋國小的特教老師蔡惠芬，她就遞給我一些高功能自閉的資料，她也建議我讀天寶・葛蘭汀的書。

蔡老師是第一個看出我孩子特質的老師，但我連正眼都沒看她遞給我的資料，甚至我還在心裡想：「我的孩子怎麼可能是自閉症呢？不要因為你家孩子是自閉症，就覺得別人的孩子都是自閉症。」

現在想想，我當時真是辜負了蔡老師的一番好意。我不但沒有接受她的意見，內心裡小小的抗拒，更使我浪費了好多年，也因此錯過孩子早療的黃金階段。

家長心中的掙扎

後來兒子確診後，我沒聽蔡老師的建議，帶孩子去做治療，也拒絕接受學校的協助，我還對學校老師說：「他很乖，不必讓大家知道他有手冊。」

後來我剖析自己的心態。為什麼當孩子被確診為高功能自閉症，家長這麼難以接受孩子有「病」，需要就診。**原來做家長的，他們在心態上會有這種掙扎：「高功能自閉」容易讓人聯想到「典型自閉」**。

一般人對於高功能自閉普遍的認知都很封閉，他們多數的印象都是從電影《雨人》得來，而亞斯伯格則由台北市長柯文哲先生而來，但他們卻不知道亞斯是自閉症的亞型，所以幾乎有百分之九十的人，一聽到「自閉」兩個字的反應都是：「我知道，每個自閉症的人都有特殊專長。」但其實，「高功能自閉」的表現與《雨人》就是不一樣，「高功能自閉」並不會像電影所描述的那樣終日沉浸在幻想世界中，智能不足，行為異常，當然，更不是每個亞斯都能當上市長。

要把自己的孩子貼上這種形象標籤，家長當然很難接受。

我覺得下面這個圖表，可以比較清楚看出程度的不同。

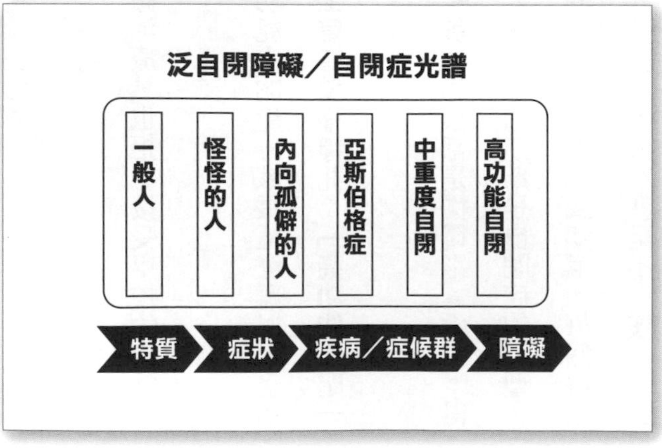

泛自閉障礙／自閉症光譜

高功能自閉
中重度自閉
亞斯伯格症
內向孤僻的人
怪怪的人
一般人

特質 症狀 疾病／症候群 障礙

我在多年後，才領悟名稱不重要

自閉症有分輕度、中度及重度。**中、重度自閉與《雨人》的表現比較接近**，他們固執性高到難以改變，人際社交、互動都有困難，也難以獨立、自理生活，並且智能不足，功能較低。

輕度自閉早期都是持有《輕度自閉身心障礙手冊》，但一般人多稱之為高功能自閉症。

後來又有一段時期，把高功能自閉再細分為「高功能自閉」與「亞斯伯格」兩種，到了二〇一二年，《DSM-5精神疾病診斷準則手冊》把「亞斯伯格」的名稱去除了，但去除並不表示這個症狀就直接消失不見了。不過，多數人還是使用「亞斯伯格」名稱，因為比「自閉」容易接受得多。從字面上，也看不出與典型自閉症有關聯，不會在瞬間產生刻板印象。

不過，真正讓我接受孩子是高功能自閉的關鍵，是我妹妹說的一句話：「這手冊是一張高智能通行證。」想來真是慚愧，當時確實是我無知，我是在很多年之後，才覺得名稱不重要。其實，是不是自閉症都無所謂，懂得處理孩子的行為，解決當下的問題最重要。因為任何人在被確診的前一天與後一天都是同一個人，並不是確診之後，才突然變成自閉症、憂鬱症或思覺失調。

確診前，別人也許早就覺得這個人很怪，但會不知道為什麼怪，**診斷給了一個專有名詞，是讓懂得這個詞彙的人，可以明白受診者需要快速被協助的方向**，就如同知道這個人有高血壓，就需要少油、少鹽的食物一般，可以防範，也可以把危險降到最低一樣。

自閉症診斷的出現，就代表受診者有溝通障礙，以及單一侷限、固執的行為。一旦我們懂得這群人有這兩大困難，那麼，**當他們難以溝通時，我們就要教他們或幫他們溝通，當他們固執時，我們就陪他們找出灰色地帶，尋找出更多可行、可替代的方案。**

難以承受之重

如今回想這一段過程，我還是覺得特教老師們如果要告知家長孩子的狀況，需要拿捏好分寸，而這也需要特別的學習與訓練。當然，當時我的傲慢、自以為是，也是需要修正的。我擔任過老師，我也曾經在告知家長，某個孩子有特殊狀況時，卻得到家長回答：「不會啊，她在家裡好好的啊。」

老實說，一聽到家長的回答，我也很傷腦筋，因為那孩子沉默到讓我擔心她有病理上的問題。最後，沒辦法了，我只好對外求援。

我請教專家，該怎麼告知家長，才能讓孩子得到幫助，而不錯失治療的黃金時期。沒想到，我得到的答案卻是「診斷是醫生的事」，老師只要談行為就好。

我的體認是老師們必須理解，要讓父母接受孩子有自閉症這件事，對父母而言，是一

種難以承受之重，所以我也引用王意中老師的話：「或許父母會否認，或許父母需要更多的時間和證據，才能夠坦然接受這個沉重的事實。當然，也有父母不希望老師總是把注意力聚焦在診斷這件事，認為這於事無補。反而希望老師在是與不是之間，多一些介入與協助。

「當園所老師面對班上孩子出現疑似自閉症的狀態時，可以試著思考，急需釐清孩子問題的關鍵是什麼。當然，一個被解讀為疏於管教，過於寵愛而被慣壞的孩子，與在生理上實際存在亞斯伯格症困擾的孩子，兩者之間有很大的差異，這也會影響你的處理方式。」

下面這一張泛自閉症障礙症候群／自閉症光譜的圖，也很清楚區分程度的差異：

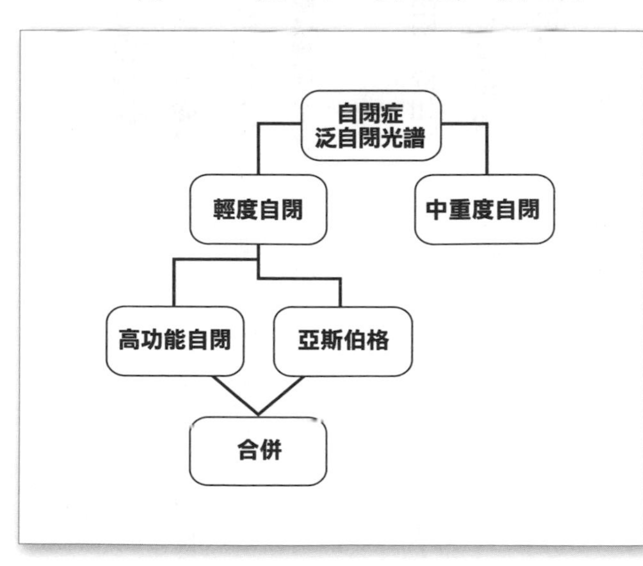

建議老師，讓醫生判斷孩子的狀況

有些人會覺得直接告知家長，讓家長有個方向比較好，但我覺得還是盡量避免這樣做，因為診斷是醫生的專業，就讓診斷回歸到醫師。不論自己對這領域有多熟悉，不論覺得眼前這孩子有多麼像自閉症或亞斯伯格症，請記得，把專業判斷回歸給醫師處理。

我個人認為，身為一個學校的老師，當觀察到學生有自閉症特質的時候，應避免對他人表示：「他有自閉症」。

我建議老師們應該從孩子的學習狀態來說明，例如可以對家長提出：「您的孩子在課堂上，不管哪一科，他都只讀動物圖鑑，難以多元學習，看來需要專業醫師的診斷……」

家長若接著問：「沒有病，為什麼要看醫師？」

老師可以回應：「我們先確認孩子的身心狀況。若醫師診斷是健全，我們再加強從行為上的改變，讓孩子能展現他原本就有的能力，不然像現在這樣學習動機不足，有可能可惜了孩子的天賦。」

亞斯是怪，過動是亂

不過，也有許多嚴重程度不等的變化，卻有一些共同特徵。

其中，過動症與亞斯伯格症非常相近，有時候很難區分。我碰到非常多孩子小時候被診斷為過動，但高年級或中學之後，卻被確診為亞斯。之所以這麼難，就是因為這兩者非常相近。亞斯的氣質若不改善，越大就會越明顯。難怪王意中臨床心理師有個說法：「亞斯是怪，過動是亂。」真是貼切。

自閉症幾乎已經確定有遺傳因素，所以主要照顧者極可能必須同時面對配偶及長輩的不接納。

那種排山倒海的阻力，會讓照顧者難以伸展，所以針對不接受病名的配偶及長輩，也許針對孩子的行為問題，處理孩子的行為，會比較快速讓孩子得到幫助。

我建議，去找醫師診斷時，最好帶著詳實的紀錄，也必須清楚記錄各個相關角色，如下頁表格。

哥哥的在家生活紀錄表 日期：91 年 12 月 12-15 日 記錄者：媽媽 卓惠珠

時間	哥哥做的事	媽媽的反應	其他家人的反應
12/12 20:00	打電話給黃〇凌和饒〇軒，邀她15日到家裡玩，並請哥哥告訴〇凌，幫他聯絡劉〇晨和張〇文。 1.哥哥在電話中告訴〇凌15日上午10點來我們家，然後就把電話轉給媽媽，換媽媽和〇凌說話。 2.不會打電話給饒〇軒，因為可能會是別人接電話的。	要哥哥自己撥號，哥哥不肯。 1.怕撥錯號碼，協調後，媽媽撥前四碼，他撥後四碼。 2.很怕不是〇凌接的。媽媽答應如果是別人接的，馬上幫他聽。 3.媽媽幫他打電話給饒〇軒，不在。	1.阿姨先和他練習對白。 2.阿姨發現哥哥冒冷汗，握住他的手，一直告訴他，你做得很棒、說得很好。
12/13 7:00	在棉被裡換衣服，褲子穿不好，發出怪聲，對衣服拉扯，發脾氣，不肯拉開棉被，硬扯。	哥哥穿了十分鐘左右，還在發脾氣，媽媽把棉被拉開，罵哥哥，「只要拉開就好，你為什麼不拉呢？」哥哥不回答，生悶氣。	爸爸罵哥哥，「只要拉開就好，你為什麼不拉啦？」
12/13 10:00 ~ 18:00	1.當小主人請饒〇軒、蔡〇捷、黃〇凌、張〇文、劉〇辰、平〇雲同學到家裡玩，後鐘〇珊和范〇盈也加入，哥哥從上午開始就很興奮，整理餐桌，收拾玩具，準備漫畫、零食等，招呼同學。同學們說：「哥哥今天話很多！」 2.晚上因為表弟〇諾一再學哥哥說話，激怒哥哥動腳踢表弟。哥哥很久都不肯說話。	1.哥哥心情很好，很配合當個小主人，並接聽大部分的來電。 2.大部分都與平〇雲玩掌上型電玩，感情很不錯！ 3.晚上和表弟動怒時，因為雙方都不肯說話，所以媽媽告訴哥哥，給他時間，等待他說明。	阿姨問哥哥，是不是〇諾一再學他說話，所以他生氣了，但哥哥仍不願回應。阿姨告訴哥哥，希望他能解釋，不然只聽表弟單方面的說法，大人無法真正了解哥哥生氣的原因，但哥哥仍不願說明。

如果孩子有具體事實需要改變，請與孩子商量他能做到的。

以二六五頁的這張表格為例，因為兒子有僵直性脊椎炎，所以免早課，因此特教老師、孩子和我，我們一起協議兒子八點二十到校，若準時到校了，可以打勾。但請注意下圖中，兒子星期四下午才到校，所以沒有打勾，但也不用打「X」，只要保持空白即可。

這張表格是老師和兒子看的，勾選時，彼此都要確認有做到，以增加孩子的成功經驗。

但私底下，我記錄了「當下」、「事後」以及「回應」及「後果」這幾方面，這能讓親師與專業人員看到努力的成效和實際的成果。

請看下頁表格：

OOO準時到校生活紀錄表

預期目標：能準時到校（能在8：20前進入校門）
記錄時間：00年十月廿四日 至 00年十月廿八日
準時請打☑

	星期一(10/24)	星期二(10/25)	星期三(10/26)	星期四(10/27)	星期五(10/28)
到校時間	7:20	8:20	8:20	13:00	7:20
準時與否	☑	☑	☑	□	☑

日期／時間	做什麼活動和誰在一起	行為發生前事件	出現的行為	行為後得到結果	哥哥對此行為反應
10/25	哥哥和媽媽一起上學。	7:20前不斷叫哥哥起床。	仍躺在床上叫不起來。	問哥哥是不是想8:20讓〇〇載他。	點頭表示「好」。
備註：	7:10左右，哥哥穿好衣服後又躲回被窩。7:50左右，問哥哥是不是想8:20讓橘子載他。哥哥點頭贊同後，8:00左右我叫他得起來。他告訴我頭昏、不舒服，媽媽告訴他去學校再看看有沒有頭昏，或者等晚上再觀察看看。因為早上的不舒服、頭痛、頭昏是因為生病，還是沒睡飽，媽媽分不清楚。				
10/26	哥哥和媽媽一起上學。	7:20前不斷叫哥哥起床。	仍躺在床上叫不起來。	問哥哥是不是想8:20讓〇〇載他。	點頭表示「好」。
備註：	8:00左右我叫他起來。他告訴我頭昏、不舒服。我告訴他早上的不舒服、頭痛、頭昏，讓人覺得是沒睡飽，晚上得早點睡……晚上媽媽對哥哥說，明天雖然要去見心理師，但仍得準時上學。哥哥回答：「跑班。」意即要跑班很麻煩。媽媽問他是否希望看完心理師再回校。哥哥點頭。				
10/27	哥哥、媽媽和周心理師	11:50心理師問何時改看診時間	表示周一、二、三不行，因為要畢業旅行。	約定等畢業旅行之後，才改變診療時間。	不表示反對。
10/28	哥哥和媽媽一起上學。	7:00前不斷叫哥哥起床。	先說：「走路。」10分鐘後說：「腳痛。」	哥哥和媽媽一起坐計程車上學。	不表示反對。

民國七十幾年，宋維村教授把自閉症從智障類裡獨立出來，之後不以智商分類，改由功能性分類，而產生高功能自閉，之後再出現亞斯伯格、自閉症光譜（Autism Spectrum Disorder, ASD）《精神疾病診斷準則手冊第五版；DSM-5》接著又把亞斯伯格除名，並確定不再使用這名稱。

這麼常改來改去，是因為很複雜、難診斷，因此，可以想見對一般人而言，更難分辨，也可以看出這對當事人來說，會有多困惑了。

而我以一個母親的角度來看這件事，只要有以下的狀況：

1. 社交溝通及社會互動上的缺損。
2. 固定的興趣及重複的行為。

就代表要處理這兩個行為。協助者幫助孩子練習社交溝通、社會互動技巧，以及擴大孩子侷限的興趣。

但是，當這兩個行為缺損到無法常態學習，甚至無法正常作息時，那麼，父母就真的該正視，與申請接受專業幫助了。

我在國小任教時，當時還沒有亞斯伯格的名稱，但我回溯過往，想到當時班上幾位亞斯氣質很濃的孩子，我很慶幸當時看到他們的優勢，例如，有個很愛舉手發問、會干擾別人上課的孩子，我確定他已經學會課程內容，所以就規定他一堂課只能問兩個問題。他若做到了，我就獎勵他，獎勵的方式是讓他可以讀他最愛的金庸小說。

還有一個有學習障礙的孩子，當學校整修樓梯時，他居然找不到自己的教室，他在學校裡迷路了。在那個年代，我們並不太知道這孩子是怎麼了，所以我一邊把狀況記錄下來，一邊親自去帶孩子走一遍。

因為事情發生了，就是處理。但沒想到，這有時候反倒是一種「助力」，可以在短時間內，幫助不知情的對方，也能較精準地給對方需要的幫助。

輕度自閉手冊，需要經過醫療評估

最後，我也想以家長的身分對所有家長說，「標籤」不一定會造成障礙，「標籤」其實在孩子確診以前就已經存在。在確定診斷之前與之後，孩子都是同一個人。孩子的行為早就已經達到必須修正的程度了。

我理解這種被貼了標籤的哀傷，但請你們務必把哀傷降到最低，盡早面對問題，盡早改善。

另外，以前的「身心障礙手冊」，現今改名稱為「身心障礙證明」。輕度自閉的手冊不是想跟醫師拿，就拿得到，而是要經過醫療審慎評估。

拿到「證明」主要的功能是省錢，例如學費會減免，去遊樂區、到醫院看診等會有價格優惠。不過，醫師發放「證明」，也是有年限的，有的一年，有的三年，時間最長為五年。所以**「證明」不是一發放就是一輩子，是有年限的**。等到孩子的能力恢復，而醫師評估後，若覺得孩子不需要，也就不再發放。

向輔導室申請「特殊生身分」

但在學習上的特殊教育，需要另外向輔導室申請「特殊生身分」，並不是有醫師的證明，就有特殊生身分。因為肢障的學生的需求是輔具，所以只要有輔具，他們就能行動，並不太需要特殊教育，也就是不需要特別為他們製作個別化的教學計畫。

但隱性障礙者，例如，注意力不足過動症ＡＤＨＤ、學習障礙、亞斯伯格、情緒障礙等，則需要就他們的學習困難，打造個別化的學習計畫，所以，有特殊生身分可以說是為他們增能的計畫。

有特殊生身分，也會得到需要的資源

我認為所謂的標籤，是一體兩面的。雖然被明示為障礙，但是有特殊生身分，也會得到需要的資源。

我兒子在小學五年級拿到手冊證明，也有特殊生身分，但一開始是備而不用，一直到國中時，兒子出現了很多問題，但因為已經有特殊生身分，所以校方緊急動員協助孩子，那時，該有的資料、身分，我都已經備齊，而不用再花幾個月，甚至一年，耗廢時日地排隊，申請鑑定安置或手冊證明了。

兒子在國小、國中拒學時，也都是因為有特殊生的身分，所以學校能馬上動員相關人員，給予兒子特殊教育資源。

因此，如果醫師有主動詢問家長，孩子是否需要手冊證明，**我個人認為先去申請，可以備而不用**，更重要的是，臨時要用，就無須慌亂於申請不了。

後記

這十幾年來，我經常回答「要不要給孩子拿手冊、貼標籤」的問題。這問題的回答很考驗提問者的家族關係與個人信念，以及對亞斯伯格的理解等等。我絕對能理解能不能光明正大說自己有手冊證明或特殊生身分，有很多考量。

我兒子拿手冊，以及有特殊生身分，花了很多年。兒子小二開始看精神科，也固定諮商。歷經的診斷有社交畏懼、選擇性緘默、憂鬱等等，然後持有輕度自閉手冊，因此，我自然能理解大家的躊躇，甚至不信任。

從小二看診到小五，之後拿到一年期的輕度自閉手冊證明。從一年短期手冊，到變成持有三年中期手冊，三年後變成終生手冊。後來終生手冊證明取消，再變成五年長期手冊，每五年，換發一次。

制度一直在改，診斷標準也因為人為的行為判斷，以至於診斷不一致。讓A醫師看診，說是亞斯，但B醫師又說不像，這樣讓人徬徨莫名的狀況，大家應該也不陌生。連專業的診斷都不一致了，我自然理解一般人的躊躇。

兒子現在二十九歲，我最近與他再度提起「標籤」給他的影響。兒子從國三開始，他明確知道自己有手冊證明，但他不在乎標籤，他知道這張輕度自閉症證明，可以讓他獲得權益與幫助。

在手冊從終生有效改成五年為一期的證明時，我們一度討論只要申請一次，就考慮不再申請手冊了，因兒子說：「我想去掉這個身分。」但是最近我們重新討論時，兒子說：「我不會求救。」意思是遇到突發、無法解決的事情，他依然會當機，僵在原地，所以他提出了再度申請的需求。

兒子不在乎別人知道他持有輕度自閉手冊，他接受悠遊卡一般人「嗶」一聲，他的悠遊卡會因為持有身心障礙卡而「嗶」三聲。他了解要有正式的身心障礙身分，才能享有這個身分所帶來的資源。

要不要繼續持有這張證明的利弊，兒子有能力自己權衡及判斷，所以我自然把發球權交回給他。

【附錄】解讀ASD話語

在板橋ASD家族的聚會上，我問兒子：「我可不可以問你問題？」

兒子思考了一下，說：「可以問七十九個字。」

但兒子停頓了一下，又補充：「Unicode。」

兒子的回答，可能讓人丈二金剛，摸不著頭腦。

好心的網友幫忙翻譯如下：請在七十九個字的長度問完。然後文字字形編碼請用Unicode，避免亂碼。

我這「省話一哥」兒子，真是酷斃了。

維基百科對Unicode的解釋：（統一碼、萬國碼、單一碼、標準萬國碼）是電腦科學領域裡的一項業界標準。它對世界上大部分的文字系統進行了整理、編碼，使得電腦可以用更為簡化的方式來呈現和處理文字。Unicode 備受認可，並廣泛地應用於電腦軟體的國際化與本地化過程。

從字面解讀

有一天，當聽到有人說我「消費」我兒子的時候，我的心情瞬間低落了下來。

朋友要我去確認兒子的感覺。

於是，我問兒子：「你覺得媽媽有消費你嗎？」

「有。」

我大驚。「啥？你知道消費你，是利用你的意思嗎？」

「對啊，你利用我啊。」

然後兒子接著說：「你利用我，我利用你，我們互利。」

這段對話害我心裡圈圈叉叉了好久。**跟亞斯講話真的得一再確認才行。**

我最後跟兒子確認：「我繼續寫你的事情，是 ok 的嗎？」

「你不要洩漏我的個資就好。」然後，兒子又丟了一句：「我寫的程式很多人看到。」（這句話是感謝我，在板上貼過他寫的遊戲程式，後來全系同學都知道他的電腦程度，讓他很跩啦。）

我與兒子溝通，一般人對利用與消費的看法。結果兒子認定是我們一般人解讀錯誤，他不隨波逐流。

後來，我在兒子的網誌上看見他說同學消費他（他們一起合作報告），然後是微笑的圖像。我對他說：「拜託，是你消費你同學，好嗎？因為你的同學，你才有辦法組成一個團隊，後來比賽獲勝，還得到獎品呢！」

（後來我與兒子確認，他想把得到的獎品分享給同學，是同學婉拒了。）

兒子獨特的思維

以下皆出自於兒子。

@聊天室什麼時候才會有我已經已讀你已讀了我已讀你的已讀的功能。

@每天都是昨天，我每天都活在昨天。

@「連我的幻想朋友也跟我絕交了。」

@有的人只想看到孩子的成功，有的人只想看到成功的孩子。

@無用知識：十二月中超過半數的日期都可以約分。

@「光長得帥是沒用的」的隱含意義是「長得不帥的人完全沒有用處」。

@大器晚成的大器指的是骨灰罈。

@「愛情是盲目的」指的是「看得太清楚的人得不到愛情」。

@每一個成就都差十萬八千個臨門一腳……

@「我知道你已經盡力了」的意思是「你跟我想的一樣沒用」。

@即使少了一對情侶也不一定會有兩人恢復單身呢。

@愛心與良心為時價。

@冷知識：「三個字」剛好是三個字。

兒子的優勢是寫程式，但上面這些文字，再重新檢核，**可以看到他的思維頗有哲學家風範，也有一定程度的幽默感與邏輯思考。**

兒子的視角特別，優勢也不少，只是面對突如其來的事件，應對能力不足。與人相處時，會堅持必須正確、必須有邏輯。某些時刻會固執，難以溝通，但**這些看起來是缺陷的部分，若能得到同儕的理解、包容，彼此尊重，互相體諒、幫忙，常會有趣味的創意思考出現。**

給亞斯兒父母的提醒

最後，我想分享這幾年我遇到的一些家庭的錯誤理解。很多人以為亞斯兒只要考上大學，大學能畢業，就能找到工作，獨立養活自己。其實，這個想法有點脫離現實。

我兒子因為國中拒學，所以**從兒子念國中開始，我就與他認真討論，要怎麼賺錢，養活自己。**

後來，兒子大學畢業，即使成績斐然，但他想就業，我也尊重他的選擇。我雖沒能力理解他所學，沒辦法給他工作上的指引，但我還是陪伴他即將面臨的挑戰，也陪伴他轉職。

一方面，我與資源教室聯絡，確認轉職該準備什麼，另一方面，我也為兒子原先就在學校內完成的治療，尋找其他醫院的治療系統。

我不擔心兒子的求職能力，但兒子面對新主管、新同事、新環境，他的社交能力、調適能力，以及固執是他一輩子的課題，還好他保有一貫誠實、認真、負責的特質，這是十分難能可貴的，**也希望所有父母都能看到屬於亞斯孩子身上的美好特質**。

我的自省

我所成立的「幫助高功能自閉與亞斯伯格」粉專，一開始是以「幫助」高功能自閉與亞斯伯格為名，但粉專成立沒幾天，我就發現我應該以「陪伴」為名，不過，粉專沒經營幾天，就得到數千個讚。而天數太少，臉書系統不讓我改粉專名稱，所以我發文講出自己的感受，也就是我幫助不了別人什麼，但祈願自己能陪伴有需要的人。

後來，**我始終留著粉專上的「幫助」兩個字，當作自省**。我提醒自己要謙卑，要向亞斯們，甚至更多，如學障、過動、情障等隱性障礙者學習。**也感謝他們用自身的痛苦**，來教導我學會尊重與謙卑。

我的感恩

過去，我曾期盼有朝一日兒子能脫離輕度自閉的身心障礙證明，但如今看起來，還是很難脫離。兒子已經工作五年，他是透過 104 去找工作。在履歷中，他寫明自己有輕度自閉症。很幸運的，老闆看到他寫程式的能力，也看到他的認真、負責，所以連待遇都比照一般程式設計師的薪水。

我從來沒進過兒子的公司，也沒跟他老闆談過話，但是在兒子工作到第五年的時候，有一天，我突然接到兒子老闆打來的電話。老闆告訴我，我兒子變成木頭人了，因為已經有兩個禮拜，兒子不交代他的工作進度，也不肯回應老闆，所以老闆要我問一下兒子怎麼了。

我從不主動過問兒子的工作，而接到這個電話，在問了幾位專業人員之後，我還是不知所措。

但我很心急，所以兒子下班一到家，我馬上問了他：「最近工作還好嗎？」沒想到我兒子馬上回答：「我想辭職。」

接下來，我聽到兒子說他被老闆唸了幾句，在工作上，又反覆做著差不多的內容，讓他很沒成就感，所以想辭職。於是，現在他上班的時候都在忙著交接工作，以準備兩週後，可以完成辭職。

我問兒子，他想離職，有沒有跟老闆說。結果兒子回答：「不用！他看了也該知道。」我聽了以後對兒子說：「這樣會有一些問題，就是你這兩個禮拜都在忙交接，所以『這兩週，你原本該做的工作並沒有做』。還有，你想離職，也得跟老闆講清楚，以示負責。」

兒子點點頭。

後來，我思考兒子已經成年了，工作的事情，應該是他跟老闆要面對、處理的，我只需要適時提醒兒子。

隔天，兒子下班後，跟我說問題解決了，他會繼續留在公司，因為老闆幫他換了部門。

這件事反映出亞斯兒的問題，就是兒子覺得別人應該知道，所以他無須解釋。

在過去的二十八年間，類似的事情一再發生，都顯示了兒子的障礙依然存在。

很可能在未來他也不會改變，但是我真的很感恩，在兒子的成長過程，每個階段幾乎都有一位貴人，協助他走過難關。

感謝國小的蔡惠芬老師、國中的曲俊芳老師等等，太多的貴人，我無法一一唱名，只能一併感謝一直在我們身邊的夥伴，給我們的溫暖。感謝你們！

【附錄】與亞斯相關的臉書社團

除了「幫助高功能自閉與亞斯伯格」粉絲專頁（https://bit.ly/3bbp14E）外，以下介紹幾個與亞斯相關的社團。

建議大家在加入這些社團之前，請務必先閱讀各社團的簡介。加入後，也請先看過別人的討論再發問，因為有八成以上的問題都是常見問題，建議可以使用關鍵字，先在社團裡搜尋。

花媽只是創社，每個社團都靠彼此的互助互信、共同分享來維持，謝謝大家。https://reurl.cc/O1VAXv。

一、以團體性質分類

※**「跟花媽卓惠珠說說話」**（https://bit.ly/2TCyPiQ）：基於想整合個人、演講及活動訊息所成立，讓想參與的人能加入，或有困難，想提問的朋友，也可以提問。

※**「亞斯（輕度自閉）家庭全生涯教養及策略討論」**（https://bit.ly/2wEWJR0）：因為每個自閉症者都非常獨特，很難有統一的教學、教育標準，所以集合各家長的專長，視需要以提供協助。家長在此除了可以彼此貢獻專長，分享、交流外，也可以陪伴孩子的成長。

※**「拒學和懼學互助團體」**（https://bit.ly/2XzE7Nw）：孩子有拒學或懼學狀況者，請說明想參加的原因。

※**「亞斯柏格者的愛情、工作與婚姻討論」**（https://bit.ly/3cpALRw）：亞斯要怎麼與配偶或伴侶相處？又或有工作上的問題，都可以在此社團交流。

※**「ASD自閉症譜系家族療癒／特教／陪伴／組團／家教／陪讀／臨托支援互助社團」**（https://bit.ly/2xAdrBv）：基於自閉症ＡＳＤ譜系家庭常需要療育和教育教材等需求所創立。

※「ASD 自閉亞斯手足社團」（https://bit.ly/3csfjvb）。

二、以學齡分類：

※「幼稚園小學 ASD 家長及助人者社團（含醫師診斷疑似ＡＳＤ）」https://bit.ly/34MhDuk。

※「國中 SEN 特殊教育需求家庭議題親師合作」（https://bit.ly/2RG47mm）。

※「高中高職 SEN 特殊教育需求家長及助人者社團」（https://bit.ly/2wNa8Xu）。

※「大亞討論區」（https://bit.ly/3etSglw）：申請請先連絡花媽，才能加入。本社團有醫師、心理師、治療師、特教老師共同陪伴。加入社團後，才能參加一兩個月一次的實際團體聚會。

持有手冊證明或醫師診斷書者，本社團入社前，請由ＡＳＤ本人發私人訊息給花媽卓惠珠（https://www.facebook.com/zora.cho），以私訊上傳診斷書或身心障礙手冊證明。且註明：1.簡單敘述自己診斷的醫院或診所名稱、診斷年分，及診斷醫師的名字。2.簡述現在的年齡、現狀及成長簡史。

※「孩子18歲以上 SEN 特殊教育需求家長助人者社團」（https://bit.ly/34GTfu8）。

三、以地區分類：

※「基隆亞斯自閉過動 SEN 特殊教育需求社團」（https://bit.ly/34H09PG）。

※「雙北亞斯自閉過動 SEN 特殊教育需求社團」（https://bit.ly/3a7KES8）。

※「桃園新竹苗栗亞斯過動等 SEN 有特殊教育需求互助團體」（https://bit.ly/3eq9kst）。

※「台中彰化南投高功能自閉・亞斯・過動等 SEN 有特殊教育需求者社團」（https://bit.ly/3b8Sa0m）。

※「嘉義南投雲林亞斯・自閉・過動・學障・情障等有 SEN 特殊教育需求者社團」（https://bit.ly/2K9OEXW）。

※「台南地區 ASD 家族守護社團」（https://bit.ly/2Vuuxc0）。

※「南台灣自閉過動特殊教育需求討論區」（https://bit.ly/3cn14HP）。

國家圖書館預行編目資料

當過動媽遇到亞斯兒，有時還有亞斯爸／卓惠珠著. ——初版. ——臺北市；寶瓶文化,2020.05
面； 公分, ——（Catcher；99）
ISBN 978-986-406-191-4（平裝）
1. 自閉症 2. 特殊教育 3. 親職教育

415.988 10955992

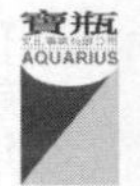

Catcher 099

當過動媽遇到亞斯兒，有時還有亞斯爸

作者／卓惠珠（花媽）

發行人／張寶琴
社長兼總編輯／朱亞君
副總編輯／張純玲
資深編輯／丁慧瑋 編輯／林婕伃
美術主編／林慧雯
校對／張純玲・陳佩伶・劉素芬・卓惠珠
營銷部主任／林歆婕 業務專員／林裕翔 企劃專員／李祉萱
財務主任／歐素琪
出版者／寶瓶文化事業股份有限公司
地址／台北市110信義區基隆路一段180號8樓
電話／(02) 27494988 傳真／(02) 27495072
郵政劃撥／19446403 寶瓶文化事業股份有限公司
印刷廠／世和印製企業有限公司
總經銷／大和書報圖書股份有限公司 電話／(02) 89902588
地址／新北市五股工業區五工五路2號 傳真／(02) 22997900
E-mail／aquarius@udngroup.com

法律顧問／理律法律事務所陳長文律師、蔣大中律師
如有破損或裝訂錯誤，請寄回本公司更換
著作完成日期／二〇二〇年二月
初版一刷日期／二〇二〇年五月
初版二刷日期／二〇二〇年五月二十一日
ISBN／978-986-406-191-4
定價／三二〇元

愛書人卡

感謝您熱心的為我們填寫，
對您的意見，我們會認真的加以參考，
希望寶瓶文化推出的每一本書，都能得到您的肯定與永遠的支持。

系列：catcher 099　**書名：當過動媽遇到亞斯兒，有時還有亞斯爸**

1. 姓名：________　性別：□男　□女
2. 生日：____年____月____日
3. 教育程度：□大學以上　□大學　□專科　□高中、高職　□高中職以下
4. 職業：________
5. 聯絡地址：________
   聯絡電話：________　手機：________
6. E-mail信箱：________
   □同意　□不同意　免費獲得寶瓶文化叢書訊息
7. 購買日期：____年____月____日
8. 您得知本書的管道：□報紙／雜誌　□電視／電台　□親友介紹　□逛書店　□網路　□傳單／海報　□廣告　□其他
9. 您在哪裡買到本書：□書店，店名________　□劃撥　□現場活動　□贈書　□網路購書，網站名稱：________　□其他________
10. 對本書的建議：（請填代號　1.滿意　2.尚可　3.再改進，請提供意見）
    內容：________
    封面：________
    編排：________
    其他：________
    綜合意見：________
11. 希望我們未來出版哪一類的書籍：________

讓文字與書寫的聲音大鳴大放

寶瓶文化事業股份有限公司

（請沿此虛線剪下）

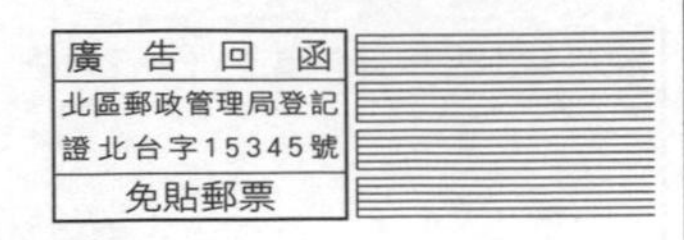

寶瓶文化事業股份有限公司收
110台北市信義區基隆路一段180號8樓
8F,180 KEELUNG RD.,SEC.1,
TAIPEI.(110)TAIWAN R.O.C.

（請沿虛線對折後寄回，或傳真至02-27495072。謝謝）